# CIÁTICA

© Adolfo Pérez Agustí

ISBN: 9788496319004

Edita: Ediciones Masters

www.edicionesmasters.com

edicionesmasters@gmail.com

# ÍNDICE

# AFECCIONES DEL NERVIO CIÁTICO

Se da el nombre de ciática al síndrome doloroso que se localiza en el trayecto del nervio ciático. Es decir, al dolor que generalmente parte de la nalga y se irradia por la cara posterior del muslo, la cara posterior o externa de la pierna y puede llegar hasta el pie. Cuando se padece, los enfermos lo describen como un dolor en ocasiones intenso, incapacitante, o un hormigueo o entumecimiento que es producido por una irritación de las raíces nerviosas que conducen al nervio ciático, generalmente la quinta raíz lumbar o la primera raíz sacra.

El dolor ciático que se origina en un proceso irritativo del nervio o de alguna de las raíces, puede manifestarse también como debilidad al flexionar la rodilla o mover el pie, dificultad al doblar el pie hacia dentro o hacia abajo, reflejos anormales o débiles y pérdida de la sensibilidad, e incluso dolor al levantar la pierna estirada por fuera de la mesa de exploración. Aunque con frecuencia se diagnostica con rapidez, en ocasiones el médico puede requerir análisis de sangre, radiografías, resonancia magnética u otros exámenes imagenológicos.

De lo anterior se deduce que desde un comienzo es indispensable diferenciar la verdadera ciática de otros dolores, generalmente de origen muscular u osteoarticular, que pueden localizarse en las mismas regiones.

7

La ciática puede presentarse en forma aguda o ser un trastorno de carácter crónico con períodos de reactivación aguda. Es una de las formas más comunes de dolor causado por la compresión de los nervios espinales de la espalda baja, y el dolor de piernas suele ser mucho peor que el dolor de espalda.

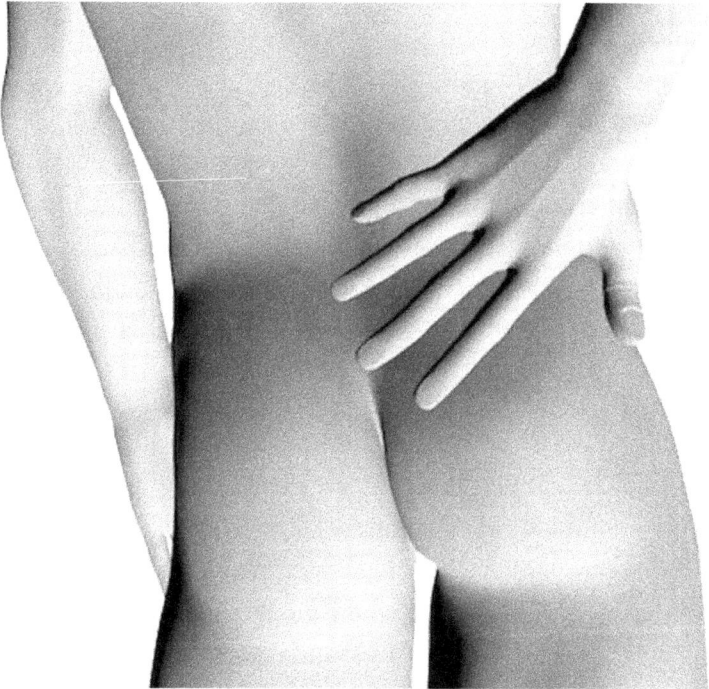

# CAPÍTULO 1

## Anatomía

### Nervio ciático

Está formado por las raíces nerviosas que salen de la médula espinal en la región lumbar, pasa a través de la nalga, y a continuación, sus ramas se extienden hacia abajo, por la parte posterior de la pierna hacia el tobillo y el pie.

El nervio ciático es el nervio más grande y más largo en el cuerpo humano, casi tan ancho como el pulgar de un adulto en su punto mayor. Se origina en la zona baja de la espina dorsal con las raíces nerviosas saliendo de la médula espinal (a través de huecos en los huesos de la columna lumbar), y se extiende todo el camino hasta la parte posterior de la pierna, llegando a los dedos. Se inserta en la columna vertebral a partir de las vértebras L4, L5 (lumbares) y S1 (sacra).

Está compuesto por cinco nervios y se forma en el lado derecho e izquierdo de la columna inferior por la combinación de los nervios lumbares, (cuarta y quinta vértebra), y los tres primeros nervios de la columna sacra. Cada salida de los nervios de la columna vertebral entre dos segmentos vertebrales, se nombra por el segmento situado encima de ella. El nervio que sale de entre segmento lumbar 4 y el segmento lumbar 5 (L4 y L5) se llama la raíz del nervio L4, y el nervio que sale entre el segmento L5 y el sacro 1, se llama la L5.

Los nervios que emergen del orificio sacro se llaman nervios S1, S2 y S3.

Los cinco nervios forman un grupo en la superficie frontal del músculo piramidal de la pelvis (en la parte trasera) y se convierten en un gran nervio -el nervio ciático-. Este nervio baja por la parte posterior de cada pierna, y se ramifica para proporcionar las funciones motoras y sensoriales a regiones específicas de la pierna y el pie. En la parte inferior del muslo, por encima de la parte posterior de la rodilla, el nervio ciático se divide en dos nervios, los nervios tibial y peroneo, que inervan las diferentes partes de la pierna inferior. El nervio peroneo (nervioperoneo común, nervio fibular común, nervio ciático popliteo externo o nervusfibulariscommunis en la terminología anatómica internacional), es un nervio de la extremidad inferior que viaja lateralmente a lo largo de la cara externa de la rodilla hasta la parte superior del pie y que se origina como una rama del nervio ciático cerca de la articulación de la rodilla. Se dirige a la parte exterior de la articulación, quedando cubierto por el músculo bíceps femoral. Posteriormente rodea la cabeza del peroné y se divide en dos ramas: el peroneo superficial que inerva los músculos del compartimento lateral de la pierna, y el peroneo profundo que lleva los músculos del compartimento anterior de la pierna (tibial anterior, extensor largo de los dedos y extensor largo del dedo gordo). Los nervios tibiales viajan hacia abajo hasta los pies e inervan el talón y la planta del pie.

En su conjunto, el nervio ciático proporciona sensación y la fuerza de la pierna, así como los reflejos. Por lo tanto, cuando se altera, puede conducir a debilidad muscular y / o entumecimiento u hormigueo en la pierna, tobillo, pie y / o de los pies.

# CAPÍTULO 2

## Causas

La presión sobre el nervio ciático de una hernia de disco por lo general es la causa de la ciática, pero otros casos se deben a inflamación de las articulaciones, la compresión del nervio por crecimientos óseos artríticos, o una articulación facetaria encerrada en la columna lumbar.

El dolor ciático también puede ser causado por una serie de problemas estructurales, por un mecanismo agudo (una lesión lejana en el tiempo) o crónico (igualmente de larga duración) de la lesión. Por eso, el diagnóstico de ciática crónica puede estar indicado si no hay mejoría clínica de los síntomas después de 2-4 semanas, incluso con tratamiento.

Las causas más probables de dolor ciático pueden incluir:

Hernia de disco (protrusión del núcleo pulposo con fibrosis del anillo que inciden en el nervio ciático).

Desgarro anular

Estenosis espinal (estrechamiento del foramen intervertebral)

Articulación facetaría, artropatía

Compresión del nervio ciático del músculo piriforme.

Aunque hay un número de posibles causas, la más común de la inflamación ciático es la hernia del disco lumbar en L4-L5 y L5-S1.

11

Así que la causa deberemos buscarla inicialmente en un disco herniado o roto (hernia de disco) en la columna que presiona contra las raíces de los nervios que conducen al nervio ciático, aunque también puede ser un síntoma de otras alteraciones que afectan a la columna vertebral, como:

Estrechamiento del canal espinal o *estenosis espinal* que se declara en personas mayores de 50 años y en los más jóvenes por un traumatismo de columna o un canal vertebral estrecho.

Enfermedades como la artritis y la escoliosis que también pueden causar estenosis espinal. La estenosis espinal lumbar, por ejemplo, es más frecuentemente causada por cambios en la forma de los tejidos conectivos o ligamentos que se hacen más gruesos.

Por osteoartritis que lleva al crecimiento de espolones óseos que empujan en la médula espinal, lo que reduce el espacio en el canal espinal.

Los síntomas de estas afecciones generalmente aparecen de forma gradual o no presentarse, y suelen incluir dolor en el cuello o la espalda, entumecimiento, debilidad o dolor en los brazos o las piernas y problemas en los pies, mejorando al sentarse o inclinarse hacia adelante. Puede ocasionar rigidez en las piernas y los muslos, dolor lumbar, y trastornos de la vejiga e intestinos. No obstante, la mayoría de las personas no se verán gravemente discapacitadas. De hecho, muchas no tienen síntomas en absoluto.

En cuanto a los *espolones óseos* (osteofitos), se trata de un crecimiento óseo formado en el hueso normal. Generalmente no causa daño, pero en ocasiones puede originar desgaste o dolor si ejerce presión o roza con otros huesos o tejidos blandos como ligamentos, tendones y nervios. Las zonas más habituales se forman en la columna vertebral, los hombros, las manos, las caderas, las rodillas y los pies, y como sabemos pueden estar causados por artritis, o la compresión de la raíz nerviosa causada por una lesión, aunque el simple hecho del envejecimiento es igualmente una causa habitual. Pueden formarse igualmente en los pies, en respuesta a ligamentos tensos, al baile, correr, sobrepeso o calzado inadecuado. A medida que el hueso intenta sanarse, se puede formar un espolón en la parte inferior del talón.

En otros casos, la ciática también puede ser causada por condiciones que no impliquen la columna vertebral, tales como tumores o embarazo.

El punto que une casi todas las causas es de carácter compresivo, y afecta al nervio ciático o a sus raíces. Por eso, una gran cantidad de casos de ciática están ocasionados por la compresión de una raíz dentro del canal raquídeo, por hernias del disco intervertebral o por otras causas de naturaleza ósteoarticular.

Puesto que el nervio ciático se extiende por casi toda la pierna, está muy expuesto a traumatismos e inflamaciones. Son numerosas las causas que pueden alterarle y entre ellas tenemos el frío repentino, comprensión de una raíz nerviosa, enfermedades tóxicas, infecciosas o metabólicas, alcoholismo, neuropatía diabética, lesiones del propio nervio o rotura de algún disco intervertebral. También son frecuentes los dolores a causa de inyectables mal puestos, embarazo, carencias vitamínicas, tumores, carreras deportivas, ciclismo, permanecer demasiado tiempo sentado sobre el borde de las sillas o por excesivo deporte.

**Factores de riesgo**

Deporte:

Debido a que un mecanismo común para una lesión de disco es la flexión y la torsión (porque pone una gran cantidad de tensión en el disco), cualquier deporte que requiere este tipo de movimiento puede colocar a las personas en riesgo de dolor ciático relacionado con la lesión del disco. El baloncesto, por ejemplo, es un deporte que pone a los atletas en las posiciones que pueden causar un riesgo de hernia discal, debido a las exigencias del deporte.

Los atletas saltan, aterrizan y giran el tronco con los codos extendidos para mantener a raya a los defensores. Un disco intervertebral puede lesionarse con este mecanismo especialmente si el atleta efectúa cualquier flexión hacia delante del tronco en el momento de la rotación del tronco. Es esta combinación de movimientos lo que puede poner el disco en riesgo de hernia.

Sin embargo, el dolor de ciática asociado con una lesión o degeneración del disco, se ve más en adultos y ancianos en comparación con los atletas adolescentes y jóvenes. Un factor que contribuye a esto es que la degeneración del disco de las personas mayores con el tiempo puede contribuir a la hernia de disco tanto en adultos como en atletas.

Edad:

Hay relación entre la edad y los cambios en la columna

vertebral, como discos herniados y espolones óseos, las causas más comunes de la ciática.

Obesidad:

Al aumentar la presión sobre la columna vertebral, el exceso de peso puede contribuir a los cambios en la columna ocasionando ciática tipo gatillo.

Ocupación:

Un trabajo que requiera girar la espalda, llevar cargas pesadas o conducir un vehículo de motor por largo tiempo, puede jugar un papel en la ciática, pero no hay evidencia concluyente de este enlace.

Sedentarismo:

Permanecer sentado mucho tiempo es otro factor de riesgo. Las personas que se sientan durante períodos prolongados o tienen un estilo de vida sedentario, son más propensas a desarrollar ciática, en comparación con las personas activas.

Diabetes:

Este trastorno, que afecta a la forma en que el cuerpo usa el azúcar en la sangre, aumenta el riesgo de daño en los nervios.

# CAPÍTULO 3

**Síntomas y clasificación**

El dolor ciático por irritación de la raíz nerviosa o compresión suele estar causado mayormente por estenosis espinal, una enfermedad que hace que los nervios se reduzcan o contraigan. Un síntoma típico de la estenosis espinal es el dolor que se irradia a lo largo del nervio ciático en la pierna al caminar, con el alivio del dolor al sentarse. El estudio de este dolor en la pierna se conoce como radiculopatía.

El dolor en las piernas puede tener otras causas como una lesión en la pierna o incluso puede ser referido exclusivamente a la zona lumbar. La causa central siempre es la misma: la irritación o pinzamiento del nervio ciático.

Los signos y síntomas del dolor ciático pueden incluir el dolor irradiado (dolor que se irradia hacia la parte posterior de la pelvis y la pierna siguiendo la vía nerviosa), además del dolor que se irradia posiblemente a la zona baja de la espalda (dependiendo de la causa). En ambos casos, el dolor puede aumentar cuando el paciente tose, estornuda, se sienta o se inclina hacia delante.

El deportista también puede experimentar entumecimiento y hormigueo en la pierna con debilidad muscular asociada y para minimizar la incomodidad, puede caminar con una cojera notable y una inclinación lateral.

Existen cuatro clasificaciones de dolor ciático:

Dolor ciático solamente: ninguna debilidad muscular o sensorial.

Dolor ciático con signos blandos: algunos cambios sensoriales reflejados de forma leve, con fuerza muscular normal, lo mismo que las funciones del intestino y la vejiga.

Dolor ciático con signos duros: hay cambios sensoriales y en los reflejos, debilidad muscular causada por la condición crónica y repetitiva, aunque la función intestinal y de la vejiga son normales.

Dolor ciático con signos graves: cambios sensoriales y en los reflejos, debilidad muscular y alteración de la función vesical.

**Síntomas habituales**

La ciática causa dolor que suele comenzar en la zona lumbar y se extiende a través de la nalga, pierna, pantorrilla y ocasionalmente el pie. El dolor puede variar entre las sensaciones sordas o ardor, y dolores agudos y punzantes.

Una o más de las siguientes sensaciones pueden ocurrir debido a la ciática:

Dolor en la parte trasera o en la pierna que empeora al sentarse

Ardor u hormigueo en la pierna

Debilidad, entumecimiento o dificultad para mover la pierna o el pie

Un dolor constante en un lado de la pantorrilla trasera

Un dolor punzante que hace que sea difícil ponerse de pie.

Describiéndose como un dolor que se siente a lo largo del nervio ciático, habitualmente se extiende desde la región lumbar, a través de la nalga, por los tendones de la corva y en la pierna, llegando incluso hasta el pie. Hay debilidad, hormigueo o entumecimiento en las piernas y cuando se permanece sentado o en pie durante mucho tiempo. Cuando se realizan flexiones de la columna (como llevar las rodillas al tórax), pueden empeorar los síntomas. Al contrario, caminar, acostarse, y los movimientos que extienden la columna (como flexiones) pueden aliviar los síntomas.

La ciática que afecta a la raíz del nervio L4, incluye síntomas como:

Dolor y / o entumecimiento en la pierna inferior y medial del pie

Debilidad que puede incluir la incapacidad para llevar el pie hacia arriba

Reducido reflejo rotuliano.

También puede tener debilidad en la extensión del dedo gordo y potencialmente en el tobillo, denominado pie caído, ocasionando entumecimiento en la parte superior del pie, especialmente en la banda entre el dedo gordo del pie y el segundo dedo del pie.

La ciática que afecta a la raíz nerviosa S1, incluye síntomas como:

Dolor y / o entumecimiento en el pie lateral o exterior

Debilidad que se traduce en dificultad para levantar el talón del suelo o caminar sobre las puntas de los pies

Disminución del reflejo aquíleo.

Aunque es una enfermedad leve, el dolor que causa es muy intenso y provoca incapacidad durante muchos días, siendo frecuentes las recidivas.

Cualquiera que sea el mecanismo que la produzca, la ciática tiene dos tipos de síntomas:

Dolor

Déficit en la función.

El dolor en la ciática se irradia por la nalga, por la cara posterior del muslo, por la cara posterior o externa de la pierna y a veces hasta el pie, pero puede variar ligeramente la localización, de acuerdo con la raíz comprometida. Este dolor generalmente aumenta con el ejercicio, con los esfuerzos, con la tos, los estornudos y al agacharse. Se calma con el reposo y obliga al paciente a guardar ciertas posiciones.

Un síntoma que acompaña al dolor en casos de ciática es la contractura muscular. Se encuentra rigidez de los músculos lumbares, a veces muy intensa, especialmente en los casos agudos.

Si se practica un examen muscular cuidadoso, se podrá encontrar una paresia (parálisis incompleta), generalmente leve, de los músculos comprometidos, particularmente del tibial anterior y del extensor del dedo grueso. Es frecuente que quede afectado el cuádriceps y que exista disminución o abolición del reflejo rotuliano.

El dolor que se irradia desde la parte baja (lumbar) de la columna vertebral, la nalga y la parte posterior de la pierna es el sello distintivo de la ciática. Se puede sentir incomodidad en casi cualquier lugar a lo largo de la vía nerviosa, pero los síntomas son especialmente propensos a seguir un camino desde la zona lumbar hasta la nalga y la parte posterior del muslo y la pantorrilla.

El dolor puede variar ampliamente, desde leve, hasta una sensación aguda, irritación o malestar insoportable. A veces puede sentirse como una sacudida o descarga eléctrica, puede ser peor al toser o estornudar, y estar mucho tiempo sentado puede agravar los síntomas. Por lo general, sólo un lado de su cuerpo se ve afectado, lo que permite establecer un diagnóstico diferencial.

Algunas personas también experimentan debilidad, entumecimiento, hormigueo en los músculos de la pierna o pie afectado, e incluso se puede tener dolor en una parte de la pierna y entumecimiento en la otra.

Se recomienda pedir ayuda médica cuando:

Las medidas de autocuidado no alivian los síntomas

Si el dolor dura más de una semana, es grave o empeora progresivamente

Si se experimenta un dolor súbito y severo en la espalda o la pierna

Si hay entumecimiento o debilidad muscular en la pierna

Si el dolor aparece después de una lesión violenta, tal como un accidente de tráfico

Si hay problemas para controlar los intestinos o la vejiga.

# CAPÍTULO 4

**Diagnóstico**

**¿Cómo se diagnostica la ciática?**

Entre las preguntas que le debe efectuar el médico, están:

Si ha tenido una lesión

Si tiene fiebre recurrente

Si tiene problemas para controlar sus intestinos o la vejiga

Si padece o ha padecido cáncer

Si está perdiendo peso involuntariamente.

Las respuestas a estas preguntas son importantes porque si estos síntomas están presentes, la causa de la ciática puede ser una enfermedad grave, como una fractura ósea o infección.

Su fisioterapeuta lo examinará, prestando especial atención a la columna vertebral y las piernas. Para detectar problemas en la columna vertebral y los nervios relacionados, pedirán que haga una serie de pruebas que comprobarán la fuerza muscular, los reflejos y la flexibilidad.

Seguramente le harán pruebas con rayos X, o una tomografía computarizada (TC) o una resonancia magnética (RM) para comprobar si hay problemas en la columna vertebral que pueden ser irritantes o comprimir el nervio ciático. La mayoría de los casos de ciática afectan las raíces nerviosas L5 o S1.

La ciática es generalmente mal diagnosticada, lo que puede resultar en un tratamiento lento o no sensible.

El dolor ciático relacionado con una hernia de disco debe ser diagnosticado por un profesional de la medicina mediante un completo historial médico y evaluación clínica. Si las pruebas señalan deficiencias sensoriales y motoras específicas en el nervio ciático, el objetivo para el profesional es determinar la causa. Esto se puede hacer utilizando una tomografía computarizada o resonancia magnética para diferenciar mejor las estructuras de tejidos blandos y diagnosticar la causa exacta del dolor.

Con frecuencia, no obstante, el simple interrogatorio es suficiente para diagnosticar ciática. Sin embargo, los rayos X y la resonancia magnética (MRI) a veces se hacen para ayudar a encontrar la causa de la ciática.

Durante el examen físico, el médico puede comprobar la fuerza muscular y los reflejos. Por ejemplo, se le puede pedir que camine sobre los dedos del pie o los talones, levantarse de la posición en cuclillas y, mientras está acostado boca arriba, levantar las piernas una a una bien rectas en el aire. El dolor que resulta de la ciática suele empeorar durante estas actividades.

**Diagnóstico diferencial**

**Pinzamiento del nervio**

Los nervios tienen muchas funciones, entre ellas la transmisión de mensajes por todo el cuerpo, algo así como un sistema telefónico. Este intrincado sistema nos permite sentir las cosas que nos suceden, como los objetos que tocamos o que nos tocan, el calor y el frío, el dolor, nos permiten hacer los movimientos corporales sencillos y complejos, por ejemplo, que las piernas se contraigan cuando se quiere caminar.

Cuando un nervio se aplasta puede funcionar mal, y podríamos sentir dolor, entumecimiento, hormigueo, y percibir que nuestros miembros están débiles o no funcionan de la manera que deberían. Un nervio también puede estar inflamado e irritado por los productos químicos segregados en el núcleo del disco.

La presión sobre el nervio ciático de una hernia de disco por lo general causa la ciática y en esta radiculopatía un disco sobresale de su posición normal en la columna vertebral y pellizca la raíz (origen) del nervio ciático.

Un nervio ciático pellizcado suele ser el resultado de una de dos causas principales: un disco abultado en la columna vertebral presionando sobre el nervio, o un nervio ciático que le causa dolor. Se sabe que se trata de una ciática si hay hormigueo, dolor, o sensación de adormecimiento en la espalda baja o zona de los glúteos, con sensaciones desagradables por la parte posterior de las piernas por lo menos a veces.

Puesto que el nervio ciático se sitúa por la mayor parte de la zona baja del cuerpo, de espaldas a los tobillos, es aquí donde el dolor se origina.

El grado de dolor a menudo es muy alto, además de que el nervio pinzado ocasiona una hinchazón a su alrededor, y con menos frecuencia el dolor es sordo y menos grave. Sin embargo, esto puede progresar a una radiculopatía manifiesta cuando la hinchazón aumenta.

Otras cosas que pueden causar irritación o de presión sobre un nervio en la espina dorsal puede estar ocasionada por el simple envejecimiento y en raras ocasiones, las infecciones y los tumores son los culpables. La mayoría de las veces la causa no es demasiado grave, pero una de las razones para visitar al fisioterapeuta o médico es cuando el dolor persiste para excluir causas graves y tratables.

## Discos abultados

Un disco protuberante, o una hernia discal significa que uno de los muchos discos que componen la estructura de la columna vertebral, a menudo causan dolor ciático porque el núcleo del disco se desliza fuera del anillo del cartílago protector. Normalmente, los discos de la columna son lo suficientemente fuertes para proteger el núcleo, pero la presión constante por levantar objetos pesados u otros factores de estrés en la espalda, pueden debilitar una parte del cartílago, y la próxima vez que se comprime la columna vertebral y cualquier presión que se haga en él, el núcleo se filtra y puede causar un nervio ciático pellizcado al originar una presión dolorosa en los nervios sensibles de la columna vertebral.

A veces una hernia de disco requiere cirugía reparadora, pero muchas otras veces los síntomas son leves en la espalda y es mejor dejar que pase unas semanas para que el núcleo dé marcha atrás en el disco y alivie cualquier presión que apriete el nervio ciático.

**Lesiones**

Lesiones traumáticas como el traqueteo o un accidente de coche, pueden torcer la espalda de forma antinatural y causar un daño al nervio ciático. También puede estar ocasionado por una artritis o enfermedad degenerativa del disco, así como síntomas del envejecimiento, que pueden debilitar la columna vertebral y provocar cambios en la médula espinal, dando lugar a que los discos creen dolor constante por la espalda baja. El embarazo también cambia la curvatura de la columna vertebral y puede ejercer presión desacostumbrada en los nervios ciáticos.

**Presión sobre las raíces nerviosas sacras**

Los síntomas de la disfunción de la articulación sacroilíaca pueden incluir:

Dolor o adormecimiento que a menudo se describe como un dolor profundo percibido en el interior de la pierna más que lineal, con el área bien definido de dolor / entumecimiento que se declara en la ciática verdadera.

**Hernia de disco**

Muy a menudo, el dolor de ciática es causado cuando la raíz nerviosa L5 o S1 de la columna lumbar que se irrita por una hernia de disco. Cuando esto sucede, el dolor se irradia en la parte trasera y parte posterior del muslo y la pantorrilla, y de vez en cuando se puede extender hasta el pie.

Entumecimiento, hormigueo y / o sensación de ardor o picazón, son síntomas muy comunes.

**Enfermedad degenerativa discal**

La enfermedad degenerativa del disco también puede irritar la raíz del nervio ciático y causar ciática, mientras que las enfermedades que imitan la ciática incluyen el síndrome piriforme y la disfunción de la articulación sacroilíaca.

La ciática también se puede sentir si el nervio está realmente comprimido mecánicamente, por ejemplo, en la espondilolistesis, estenosis espinal o artritis en la columna vertebral.

**Síndrome piriforme**

La presión que puede apretar e irritar el nervio ciático, llamado Presión piriformey ocasionarentumecimiento en la pierna, suele ser más intenso por encima de la rodilla, y por lo general comienza en la parte trasera en lugar de la espalda baja, y con frecuencia perdona la espalda baja de los síntomas o signos. El síndrome piriforme puede imitar los signos y síntomas de dolor de la ciática por una hernia de disco y es parte del diagnóstico diferencial de las posibles causas de la ciática.

El síndrome piriforme es polémico, a menudo infradiagnosticado, de dolor tipo ciática. Se trata de un complejo de síntomas que pueden incluir dolor, entumecimiento, y varias otras manifestaciones. Se estima que ocurre en el 5% -36% de los pacientes que se presentan con quejas de dolor de espalda baja y que muchas veces se puede confundir con, o aparecer, junto con otras causas de dolor de espalda, como hernia de disco, discitis y bursitis. Por su frecuencia e importancia lo detallaremos a continuación:

Anatomía

El músculo piriforme se origina en la parte anterior o frontal del hueso sacro en la zona lumbar o en las nalgas. Se fija en la parte superior del fémur en el sitio llamado el trocánter mayor. Funciona como un rotador externo girando la pierna hacia afuera, un secuestrador débil tirando de la pierna a un lado y fuera del cuerpo, y un flexor débil en la cadera. Su función es ayudar a proporcionar estabilidad postural al estar de pie y caminar. El nervio ciático pasa por debajo del músculo piriforme en la mayoría de la gente, incluso perforando o dividiendo el músculo en hasta una cuarta parte de la población.

Causas

La etiología del dolor causado por el síndrome piriforme es todavía un tanto controvertida. La mayoría de los médicos creen que los síntomas se pueden agrupar en dos categorías diferentes: síndrome piriforme primario y secundario. Los síntomas se atribuyen más a una causa anatómica, como una escisión del nervio ciático, a una división del músculo piriforme, que a un recorrido poco habitual del nervio ciático a su paso por el músculo piriforme.

El síndrome piriforme secundario es causado por eventos traumáticos e isquémicos y sólo alrededor del 15% de los casos de síndrome piriforme son el resultado de una causa primaria. La mayoría se deben a macro-traumatismos en las nalgas que causan inflamación y espasmo muscular con la consiguiente compresión del nervio. Los microtraumatismos son generalmente en forma de lesiones por uso excesivo, tales como caminar o correr.

Predisposición

Puede afectar a una amplia variedad de pacientes y a menudo dependen de la causa subyacente. El sobreuso a menudo parece afectar a las personas que participan en deportes que requieren largos periodos de funcionamiento. Por esta razón, los corredores son a menudo víctimas de dolor.

Síntomas

Los síntomas del síndrome piriforme son muchos y con frecuencia algo inespecíficos. El más común de ellos consiste en dolor después de estar sentado durante más de 15 a 20 minutos que suele mejorar con la deambulación y empeorar al permanecer en una misma posición durante un período prolongado de tiempo.

El dolor generalmente es desde el hueso sacro o tope y se irradia a la zona de las nalgas y la parte posterior del muslo a nivel de la rodilla. Sentarse con las piernas cruzadas o girando la pierna hacia adentro, suele producir dolor y los pacientes a menudo se sienten mejor, manteniéndose con las piernas rotadas externamente.

Diagnóstico

El diagnóstico del síndrome piriforme es principalmente clínico y requiere un alto índice de sospecha para el diagnóstico, pues muchos de los síntomas pueden ser un tanto vagos. Los pacientes a menudo son sensibles en esa zona corporal, especialmente en el trocánter mayor en el fémur. Frecuentemente se acuestan con su pie en una posición de rotación externa cuando lo hacen sobre la espalda, debido a un músculo piriforme apretado o contratado. El diagnóstico puede ser evaluado por el uso de varias pruebas clínicas. Un signo positivo se ve por el dolor provocado cuando se aplica presión sobre el músculo piramidal de la pelvis, con la cadera flexionada a 90 grados y la rodilla recta. Un signo positivo Freiberg se observa por el dolor que se produce cuando la cadera está en rotación interna. La electromiografía también se puede utilizar para ayudar en el diagnóstico y para separar los síntomas causados por una hernia de disco vertebral.

Las técnicas de imagen como la RM y la TC son más útiles para descartar otras patologías como hernias de disco o causas vertebrales. Otra información útil se puede obtener a partir de la historia del dolor y cualquiera de los mecanismos de lesión. También es importante reconocer que puede ocurrir en conjunción con otras causas de dolor de espalda y ciática.

Tratamiento

El tratamiento del síndrome del piriforme suele ser conservador y consiste en el uso de medicamentos anti-inflamatorios, relajantes musculares, medicinas para el dolor neuropático, como la gabapentina o nortriptilina, hielo y descanso. El estiramiento y la terapia física es a menudo el elemento básico de tratamiento e implica la colocación de la pierna en una posición de flexión de la cadera y de la rodilla, la rotación interna y la abducción de la cadera. La terapia a menudo tiene como objetivo fortalecer y estirar los flexores de la cadera, aductores y abductores. Los terapeutas también pueden intentar técnicas de Liberación miofascial.

Si estas medidas conservadoras fallan, se pueden emplear diversas inyecciones. El uso de anestésicos locales tales como lidocaína, corticosteroides, o, posiblemente, la toxina botulínica, pueden ser considerados. Para aquellos casos en que no hay respuesta, la cirugía es una opción posible. Casos recalcitrantes que han sido documentados con pruebas de EMG que muestran deterioro neurológico, han encontrado los mejores resultados con los procedimientos quirúrgicos de liberación piriforme.

**Esguince muscular de la espalda o esguince del ligamento**

Las distensiones musculares y los esguinces de ligamentos y lumbares son las causas más comunes de dolor en la espalda baja. Se producen por:

Una distensión muscular en la espalda baja por fibras musculares que se estiran o se desgarran anormalmente.

Fatiga muscular.

Cargas excesivas o malas posturas de elevación.

Un esguince de ligamento lumbar se produce cuando los ligamentos (las bandas resistentes de tejido que limitan la cantidad de movimiento disponible en cada nivel espinal), son arrancadas de sus lugares adjuntos.

El estiramiento de los ligamentos demasiado lejos o demasiado rápido, ocasiona sangrado posterior a los tejidos circundantes, causando inflamación y dolor.

# CAPÍTULO 5

## Dolor

La ciática es una afección inflamatoria del nervio ciático que puede ser causada por un número de enfermedades incluyendo la hernia discal, enfermedades relacionadas con los músculo, la estenosis espinal (estrechamiento del foramen vertebral), ciertas patologías de la articulación facetaria (pequeñas articulaciones de deslizamiento a cada lado de cada vértebra), o la compresión del nervio ciático entre el músculo piriforme (rotador externo profundo de la cadera).

El dolor muscular que dura más de dos o tres días puede requerir tratamiento de fisioterapia profesional para aliviar rápidamente el malestar y promover la cicatrización

Mientras que el dolor ciático puede estar causado por una serie de condiciones, además de las mencionadas anteriormente, la causa más común de dolor ciático es el dolor asociado con un disco herniado. Los síntomas neurológicos (dolor que se irradia por la pierna, debilidad, entumecimiento, hormigueo) que son sentidas por el paciente, a menudo se relacionan con la compresión de la raíz nerviosa de la hernia de disco.

### El disco intervertebral

Para entender el problema hay que estudiar al disco que consta de dos componentes. La parte interior se llama el núcleo pulposo y está rodeado por la parte exterior conocida

33

como anillo fibroso. Cada uno es estructuralmente diferente, pues está diseñado específicamente para satisfacer las demandas de su función.

El núcleo pulposo es una sustancia densa y viscosa diseñada para absorber las cargas de compresión y actúa como amortiguador para la columna vertebral.

El anillo fibroso está compuesto de un tejido fuerte, fibroso, establecido en diferentes direcciones que rodean el núcleo pulposo.

Ambos ayudan al núcleo pulposo en la absorción de cargas de compresión, por lo que el anillo fibroso juega un papel dentro del disco en la restricción del rango de movimiento de los segmentos vertebrales de movimiento, durante los desplazamientos extremos de la columna vertebral. Sin embargo, una ruptura en el anillo fibroso puede permitir un espacio para que el núcleo pulposo salga y comprimir otros tejidos blandos de la zona.

Aunque existen varias clasificaciones de hernia de disco, el nervio ciático se pueden comprimir cuando se produce un desgarro en la parte exterior del disco, permitiendo que parte del material del núcleo pulposo sobresalga fuera del disco y tenga impacto sobre la raíz nerviosa.

Debido a que el disco intervertebral en sí no está inervado (no tiene nervios sensoriales), la propia anomalía no causa ningún dolor. El dolor se produce a partir de la presión del material herniado en los tejidos circundantes. En concreto, cuando la hernia del núcleo pulposo incide en el nervio ciático la persona puede experimentar trastornos sensoriales (es decir, entumecimiento y / u hormigueo) y / o motores (debilidad de un músculo o grupo muscular) déficits que siguen por el recorrido del nervio ciático.

**Tipos de dolor del nervio ciático**

Las raíces nerviosas que salen de la columna para formar el nervio ciático son extremadamente sensibles, y la parte interior del disco que puede herniarse contiene proteínas que son inflamatorias y fácilmente irritan el nervio. Por lo tanto, si algo de la parte interior del disco (el núcleo) se acerca demasiado al nervio, el nervio puede irritarse e inflamarse, causando el dolor del nervio ciático -o ciática.

Hay una amplia gama de síntomas de ciática y el tipo y gravedad de dolor dependen de la condición que causa los síntomas, así como la experiencia individual del paciente al dolor. La forma más común de dolor de piernas por el nervio ciático se caracteriza por los siguientes síntomas:

Se produce en una pierna (no ambas)

Comienza en la espalda o las nalgas y se irradia hacia la parte posterior del muslo y por lo general en la pantorrilla y / o el pie.

Generalmente se experimenta como un dolor agudo, en comparación con una sensación pulsátil o dolor sordo. Las personas a menudo usan palabras para describir el dolor del nervio ciático que incluye ardor, dolor punzante y agudo.

Generalmente empeora al estar de pie o sentado, y se siente mejor acostado o caminando.

## Dolor de piernas y entumecimiento

No todos los dolores de pierna derivados de problemas de espalda, se presentan de la misma manera. El dolor de pierna causado por un problema de espalda suele ir acompañado de otros síntomas, como entumecimiento o debilidad en las piernas o dolor en el pie, y el tipo de dolor en la pierna experimentado puede variar mucho de un paciente a otro.

El dolor en las piernas puede ir desde una molestia leve que va y viene, al dolor debilitante que hace que sea difícil dormir, caminar o realizar simples actividades cotidianas.

El dolor puede adoptar muchas formas diferentes y algunos pacientes lo describen como ardiente o punzante y puede ir acompañado de otros síntomas, como una sensación de alfileres y agujas, y con la pierna o el pie, entumecido o débil.

El dolor en las piernas puede ser causado por un problema en la pierna, pero a menudo comienza con un problema en la espalda baja, donde el nervio ciático se origina, y luego viaja a lo largo del trayecto del nervio. Por esta razón, el diagnóstico de cualquier persona con dolor en las piernas, dolor en los pies y / o piernas o tobillos o pies con debilidad o entumecimiento, debe incluir un examen de la espalda baja.

Algunas descripciones típicas de dolor en las piernas y los síntomas acompañantes son:

Ardor y dolor

Algunos sufren de dolor de pierna experimentándolo como punzante que a veces se irradia desde la zona lumbar o en las nalgas hacia abajo de la pierna, mientras que otros se quejan de dolor intermitente que se dispara desde la espalda baja por la pierna y hasta el pie de vez en cuando. Las palabras que los pacientes utilizan para describir este tipo de dolor en las piernas incluyen radiación, calambres o punzadas que, literalmente, se siente como una sacudida. A diferencia de muchas formas de dolor de espalda baja a menudo puede ser un dolor sordo, y para muchos un dolor en las piernas puede ser insoportable e intolerable. Este tipo de dolor ardiente es bastante típico cuando una raíz nerviosa en la columna lumbar se irrita.

Muchos trastornos de espalda pueden causar dolor irradiado, sin que haga referencia a la pierna y / o el pie, por lo que un diagnóstico preciso del dolor en las piernas o dolor en el pie debe incluir un examen de espalda baja.

Entumecimiento u hormigueo en la pierna

Cualquier persona que haya tenido una pierna o un pie 'dormido' y luego poco a poco vuelve a la normalidad, puede imaginar lo que significa entumecimiento en una pierna. No ser capaz de sentir presión o calor o frío, es desconcertante. A diferencia de la insensibilidad de corta duración de un miembro dormido, el entumecimiento que viene de un problema de espalda baja puede ser casi continuo y afectar gravemente a la calidad de vida de una persona. Por ejemplo, puede ser difícil o casi imposible caminar o conducir un coche si una pierna o pie está dormido. Los síntomas típicos pueden variar desde una sensación de hormigueo leve, al completo adormecimiento de la pierna y en el pie.

Debilidad (pie caído) o pesadez

Aquí, el motivo principal es que la debilidad en las piernas o pesadez interfiere significativamente con el movimiento. La gente lo ha descrito como la sensación de tener que arrastrar su pierna y el pie o la incapacidad para mover su pierna tan rápida y fácilmente como sea necesario al caminar o subir escaleras, por ejemplo, debido a la debilidad percibida o la reacción lenta. Los pacientes con pie caído no pueden caminar sobre los talones, flexionar el tobillo, o caminar con los dedos de los pies.

Dolor constante

Este tipo de dolor se suele se siente en la zona de los glúteos, por lo que técnicamente no es dolor en las piernas, aunque puede acompañar a algún tipo de dolor que se siente en las piernas. También puede ser dolor que a veces se irradia más allá de la nalga. Este tipo de dolor se describe generalmente como dolor de los nervios, frente a un dolor intenso. Típicamente está presente sólo en un lado, y comúnmente se llama ciática o radiculopatía lumbar. A menudo puede ser aliviado mediante estiramientos, caminar o movimiento suave.

Dolor en las piernas posicional

Si el dolor de la pierna se agrava enormemente en intensidad cuando se está sentado, de pie o caminando, esto puede indicar un problema con una parte específica de la anatomía de la espalda baja. Hay que encontrar las posiciones más cómodas en general que alivien el dolor. Por ejemplo, agacharse puede aliviar el dolor de la estenosis espinal, mientras que la torsión (como en un swing de golf) puede aumentar la articulación facetaria relacionada con la cadera, y ocasionar dolor de piernas.

## Señales de alerta

Hay que ponerse en contacto con el terapeuta si el dolor de ciática empeora durante unos pocos días, o si empieza a interferir significativamente con las actividades diarias. También si aparece debilidad repentina en una pierna, entumecimiento en la ingle o el recto o la vejiga, o dificultad para controlar la función intestinal

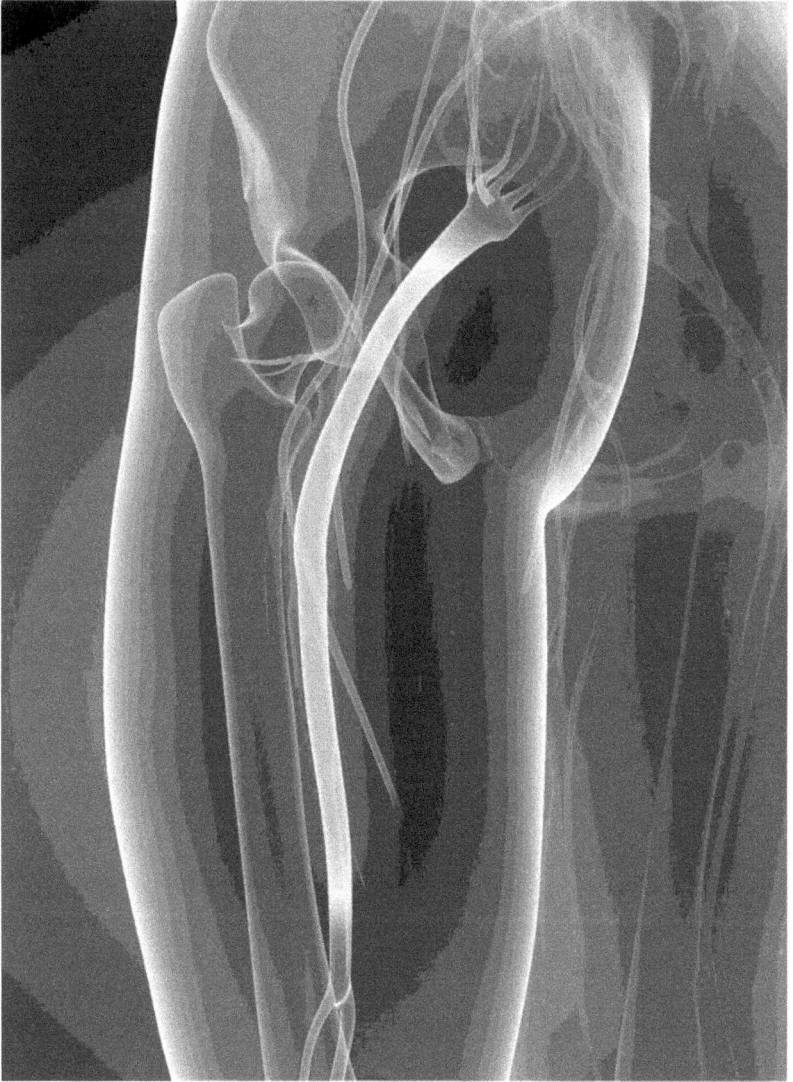

# CAPÍTULO 6

## Tratamiento del dolor mediante el movimiento

**FASE I - Alivio del Dolor**

### Gestión del dolor

El dolor es la razón principal por la que buscan tratamiento para la ciática. En verdad, en realidad es el síntoma final que se desarrolla y debe ser el primer síntoma a mejorar.

### Gestión de la inflamación

La inflamación es una parte normal del proceso de curación después de la lesión y se puede reducir evitando posturas incorrectas. Aplicar hielo y técnicas o ejercicios que descargan las estructuras inflamadas, lo mismo que tomar antiinflamatorios no esteroideos como el ibuprofeno, ayudan a la reducción de la inflamación.

El fisioterapeuta utiliza una serie de herramientas de tratamiento para reducir el dolor y la inflamación. Estos incluyen: hielo, electroterapia, acupuntura, técnicas de carga, masaje de los tejidos blandos y el uso temporal de un soporte de apoyo o una ayuda de movilidad (bastón o muleta por ejemplo) para cargar fuera de la parte afectada.

El objetivo en esta fase inicial consiste en centralizar el dolor en la espalda, pie, pantorrilla, muslo o nalga.

**FASE II - Restauración de flexibilidad normal, postura y fuerza**

A medida que el dolor y la inflamación se asientan, el fisioterapeuta dirige su atención a la restauración del rango normal de movimiento articular en la espalda y elimina la tensión muscular en reposo, mejorando la flexibilidad de los músculos del miembro y la postura.

El estiramiento de la pierna y músculos de la espalda puede ser necesario para permitir el movimiento completo y normal de las piernas y espalda. Longitud normal del músculo y la fuerza muscular previene lesiones.

Los investigadores han descubierto la importancia de los músculos abdominales en el dolor de espalda.

## FASE III - La restauración de la función completa y el Control Dinámico

La siguiente etapa de la rehabilitación está dirigida para que se pueda regresar a las actividades deseadas.

Para algunos, será simplemente caminar alrededor de la casa o sentarse en la silla de oficina. Otros pueden desear correr un maratón o jugar un deporte de alto nivel.

En general, el fitness es también muy importante para ayudar a hacer frente a las actividades de la vida diaria. Programas de caminatas, yoga o pilates, gradualmente disminuyen el dolor.

## FASE IV - Prevención de la recurrencia

La ciática tiene una tendencia a volver. La razón principal es debida una rehabilitación insuficiente.

El ejercicio es como la limpieza de los dientes: previene problemas. Haga del ejercicio un hábito bueno en el interés de la espalda y la ciática por lo menos dos veces por semana durante toda la vida.

En muchos casos, la ciática mejorará y desaparecerá con el tiempo. El tratamiento inicial se centra generalmente en medicamentos y ejercicios para aliviar el dolor.

Los métodos físicos incluyen:

Evitar estar sentado mucho tiempo, a menos que sea más cómodo que estar de pie.

Alternar acostarse con caminatas cortas. Aumente la distancia a caminar si no causa dolor.

Tomar medicamentos como ibuprofeno, paracetamol o naproxen.

Usar una almohadilla térmica a temperatura baja o media durante 15 a 20 minutos cada 2 ó 3 horas.

Probar con una ducha tibia mejor que con una almohadilla térmica.

También puede emplear una bolsa de hielo durante 10 a 15 minutos cada 2 a 3 horas, pero solamente si le resulta agradable. No hay pruebas sólidas de que el calor o el hielo vayan a ayudar, pero puede probarlos para ver si le sirven.

La eficacia del tratamiento adicional para la ciática depende de lo que está causando la irritación del nervio. Si los síntomas no mejoran, el médico puede sugerir fisioterapia, inyecciones de medicamentos como esteroides, medicamentos más fuertes como los relajantes musculares o los opiáceos, o incluso la cirugía para los casos graves.

## Ejercicios para aliviar el dolor ciático

Para la mayoría de los casos de dolor de ciática, se deben realizar ejercicios progresivos que se adapten a la causa subyacente del dolor. Los ejercicios específicos deben servir a dos propósitos principales:

Reducir el dolor ciático a corto plazo.

Proporcionar tiempo para ayudar a prevenir las recurrencias futuras del dolor.

Si bien puede parecer contrario a la intuición, el ejercicio es generalmente mejor para aliviar el dolor ciático que el reposo en cama. Los pacientes pueden descansar un día o dos después de que sus dolores ciáticos se reactiven; pero después de ese período de tiempo, la inactividad suele hacer que el dolor empeore.

Sin el ejercicio y movimiento, los músculos de la espalda y las estructuras de la columna vertebral serán menos capaces de soportar la parte trasera. La falta de condición física y el debilitamiento puede conducir a lesiones en la espalda y tensión, que causarán dolor adicional. Además, el ejercicio activo también es importante para la salud de los discos espinales. El movimiento ayuda a intercambiar nutrientes y fluidos dentro de los discos para mantenerlos sanos y evitar la presión sobre el nervio ciático.

Diagnóstico específico.

La mayoría de los programas de ejercicios se adaptarán a tratar la causa subyacente del dolor ciático del paciente, tales como un disco lumbar herniado o estenosis espinal. Si se hace el tipo equivocado de ejercicio puede empeorar el dolor ciático, por lo que es importante obtener un diagnóstico exacto antes de comenzar un programa de ejercicios.

Las características típicas de cualquier programa de ejercicios ciática incluyen:

Fuerza de la base muscular.

Muchos ejercicios sirven para fortalecer los músculos abdominales y de la espalda con el fin de proporcionar un mayor apoyo para la espalda.

Estiramientos.

Los ejercicios de estiramiento son para los músculos diana de la ciática que causan dolor cuando están apretados e inflexibles. Cuando los pacientes participan en un programa regular de ejercicios suaves de estiramiento y fortalecimiento, pueden recuperarse más rápidamente de un brote de la ciática y son menos propensos a experimentar futuros episodios de dolor.

### Ejercicios para una hernia de disco

Se prescriben ejercicios específicos para el dolor de la pierna y otros síntomas de una hernia de disco lumbar, con el fin de que los síntomas del paciente no lleguen a la pierna (o el pie) y a la espalda baja.

Muchos pacientes experimentan dolor al mover hacia arriba la pierna, lo que se llama ejercicios de extensión.

La espalda baja se coloca suavemente en extensión al ponernos boca abajo y apoyando la parte superior del cuerpo en los codos, manteniendo las caderas en el suelo.

Esto debe comenzar lentamente y con cuidado, ya que algunos pacientes no pueden tolerar esta posición al principio.

Hay que mantener la posición inicialmente cinco segundos, y gradualmente hasta 30 segundos por repetición. Trate de completar 10 repeticiones.

Después de practicar este ejercicio, el especialista en la columna puede recomendar una forma más avanzada de la extensión:

Desde la posición de decúbito prono (tumbado boca abajo), presionar hacia arriba en las manos mientras la pelvis permanece en contacto con el suelo. Mantener la espalda baja y los glúteos relajados para un estiramiento suave.

Esta posición es típicamente durante 1 segundo, que se repite 10 veces.

Ejercicios para aliviar el dolor de la estenosis: Fortalecimiento

Los ejercicios de fortalecimiento para la estenosis espinal se centran en el fortalecimiento de los músculos abdominales inferiores y son los siguientes:

Acostarse sobre la espalda y hacer presión hacia el suelo, apretando los músculos del estómago inferior, tirando del ombligo hacia arriba.

Mantener durante 10 segundos y tratar de completar ocho a diez repeticiones.

Para un ejercicio más avanzado, esta posición puede ser retenida mientras se elevan lentamente las piernas alternas 10 cm del suelo aguantando durante 30 segundos, dos o tres repeticiones, con 30 segundos de descansos entre repeticiones.

Curl-ups.

Otro ejercicio de fortalecimiento que suele ser recomendado por los especialistas de la columna vertebral para fortalecer el abdomen inferior.

Se ponen los brazos cruzados a través del pecho, aplanando la espalda, apretando los abdominales inferiores, y luego levantando la cabeza y los hombros del suelo.

Mantener la posición durante dos a cuatro segundos.

# CAPÍTULO 7

## Pruebas y estudios

Muchas personas tienen hernia de disco o espolones óseos que aparecen en las radiografías y otras pruebas de imágenes pero no causan síntomas. Así que los médicos no suelen solicitar este tipo de pruebas a menos que el dolor sea muy severo o no mejore en unas pocas semanas.

Rayos X

Una radiografía de la columna vertebral puede revelar un crecimiento excesivo del hueso que puede estar presionando un nervio.

Resonancia magnética (MRI)

Este procedimiento utiliza un potente imán y ondas de radio para obtener imágenes de cortes transversales de la espalda. El MRI produce imágenes detalladas de los tejidos óseos y blandos, tales como discos herniados. Durante la prueba, el enfermo se acuesta en una mesa móvil en el interior de la máquina de resonancia magnética.

Tomografía computarizada (TAC)

Cuando se utiliza la imagen de la columna vertebral, que puede obtenerse inyectando un medio de contraste en el canal espinal, se denomina mielografía CT. El tinte entonces circula alrededor de la médula espinal y los nervios espinales, que aparecen en blanco en la exploración.

## Estudios clínicos

El número de estudios de evaluación de cada categoría de tratamiento varió de dos (manipulación y educación / asesoramiento) a 62 (cirugía), con tamaños de muestra promedio que van desde 55 (analgésicos) a 217 (educación / asesoramiento). La proporción de los estudios también variaron entre categorías de tratamiento, con el más bajo para la cirugía de disco (51%), agentes anti-inflamatorios biológicos (50%) y la quimionucleolisis (47%).

En la práctica, el término ciática es utilizado por algunos médicos para cualquier dolor en las piernas que se refiere a la parte de atrás, mientras que otros prefieren restringir su uso para el dolor procedente de la raíz nerviosa lumbar, por lo general asociado con una hernia de disco o prolapso.

La mayoría de los estudios incluyeron pacientes con dolor de la raíz nerviosa, aunque algunos incluyeron pacientes con dolor referido, y sólo un estudio fueron por ejercicios. La presencia de una hernia de disco fue confirmada por imágenes en una mayor proporción de los estudios que evalúan los tratamientos invasivos como la cirugía de disco (86%), las inyecciones epidurales (62%) y quimionucleolisis (86%), que en los estudios de evaluación de intervenciones menos invasivas, como los opiáceos (41%), tracción (30%), terapias alternativas (0%), terapia de ejercicio (50%), restricción de la actividad (20%) y educación / asesoramiento (50%).

En el 17% de los estudios de terapia de ejercicio también se incluyó a pacientes con discos secuestrados o extruidos, pero la proporción de los estudios de tratamiento con ejercicios y otras categorías de intervención, se han visto influenciados por el pequeño número de estudios incluidos (la quimionucleolisis fue del 3% y todos los demás 0%).

Resumen de los resultados

La **cirugía** de disco resultó ser significativamente mejor que la atención habitual para la reducción del dolor a corto y medio plazo. También se encontró ser significativamente mejor que la atención convencional en términos de mejora general a largo plazo de seguimiento. En general, la cirugía de disco se asoció con significativamente más efectos adversos que la atención habitual. La cirugía de disco fue significativamente mejor que la inyección epidural para reducir el dolor a medio plazo.

Las intervenciones intraoperatorias (principalmente con la aplicación de **corticosteroides** a la raíz nerviosa afectada) fueron mejores que la cirugía de disco convencional para reducir el dolor a largo plazo. La cirugía de disco fue ligeramente, pero significativamente mejor, que quimionucleolisis para efectuar la mejoría global a largo plazo de seguimiento.

Un estudio demostró que la cirugía de disco más la terapia de **ejercicios** era significativamente mejor que solo la cirugía para mejorar el dolor a corto plazo.

La cirugía de disco en combinación con **analgésicos** también se encontró que era significativamente mejor para reducir el dolor a corto plazo.

La inyección **epidural** era significativamente mejor que el control inactivo para reducir el dolor a corto plazo, pero también se asoció con un mayor número de efectos adversos. También fue mejor para reducir el dolor que los analgésicos. La suma de los analgésicos con la inyección epidural produjo resultados significativamente mejores para la reducción del dolor a medio y largo plazo que la inyección epidural sola.

La **quimionucleolisis** es mejor que la inyección epidural para el efecto global a largo plazo y la epidural utilizada en combinación con la fisioterapia, era mejor que la fisioterapia sola para la mejora global a corto plazo.

No hubo diferencia significativa entre la inyección epidural y la acupuntura o agentes biológicos. También hubo una mejora significativa en el efecto global en comparación con un control inactivo o cuidado habitual.

La quimionucleolisis fue superior al control inactivo para la mejora global a medio plazo, pero no para otros resultados a intervalos a corto o medio plazo.

Los **analgésicos** fueron mejores que el control inactivo para reducir el dolor a corto plazo, pero no hubo diferencias entre las intervenciones para otras medidas de resultado a corto y medio plazo.

Se incluyeron **antidepresivos** tricíclicos para el tratamiento de dolor neurogénico, que fueron significativamente superiores a los **opioides** para la reducción del dolor a corto plazo, pero no había ninguna diferencia significativa entre los grupos de intervención para la mejora general. Los no opiáceos fueron significativamente mejores que la **acupuntura** para aliviar el dolor a corto plazo.

No hubo ninguna diferencia significativa entre la **tracción** que se utiliza en combinación con la terapia de ejercicio y la terapia de ejercicio utilizada sola.

La restricción de la **actividad** es significativamente mejor solo para reducir el dolor, pero no hubo diferencias entre los grupos en cuanto a la mejoría global a corto plazo. La restricción de la actividad, más la tracción, se asoció con más efectos adversos que la tracción sola.

La **manipulación** espinal fue superior para la mejora global a medio plazo, pero no a corto plazo.

La **acupuntura** se demostró mejor para la reducción de la intensidad del dolor a corto plazo.

A medio plazo el ejercicio fue mejor para la mejora global a largo plazo. Incluir la fisioterapia pasiva fue significativamente mejor que la restricción de actividades para mejorar la función a corto plazo.

Los movimientos pasivos fueron significativamente mejor que la **inactividad**, especialmente en combinación con la epidural. La restricción de la actividad fue menos eficaz que la recomendación de permanecer activo a corto plazo de seguimiento

Los **anti-inflamatorios** y los agentes biológicos fueron significativamente mejores para reducir el dolor a corto plazo. Sin embargo, no hubo diferencia significativa en términos de intensidad del dolor a medio plazo.

No hubo diferencia significativa entre la medicación con opioides con los analgésicos en términos de dolor global a medio plazo. Sin embargo, los **opioides** se asocian con más efectos adversos.

La quimionucleólisis fue más eficaz que el placebo y la**discectomía**más eficaz que la quimionucleolisis, por lo tanto, la cirugía de disco fue superior al placebo.

La cirugía de disco fue significativamente mejor que el placebo en términos del efecto global, pero no en la intensidad del dolor.

El efecto observado de una intervención no necesariamente puede ser debido a la intervención terapéutica en sí, que podría ser debido a factores de confusión tales como el curso natural de la ciática (incluyendo la variabilidad del estado de la enfermedad o la influencia de diferentes factores pronósticos), factores externos ( tales como estilo de vida, el uso de otros medicamentos y el efecto placebo) y los errores de información (tales como la apreciación errónea o la notificación de la medida de resultado.

# CAPÍTULO 8

## La ciática en los deportistas

El dolor de espalda agudo y crónico es común en los deportistas y artistas. Si bien muchas lesiones de espalda en los deportistas pueden atribuirse a la tensión muscular, algunos atletas pueden sufrir de una condición dolorosa que implica la inflamación del nervio ciático.

La descripción del recorrido del nervio ciático y los músculos que inerva ayudarán al atleta a comprender lo que ocurre cuando el nervio se comprime o se inflama, debido a que el dolor suele seguir la trayectoria del nervio.

El nervio ciático es el nervio más largo del cuerpo que comprende un grupo de nervios espinales (L4 - S3) que se desplazan desde la médula espinal a través de la pelvis posterior y hacia la parte posterior de la pierna. Este grupo de nervios comienza en cuatro vértebras lumbares (L4) y continúa extendiéndose entre las vértebras descendiendo hacia abajo a través de las vértebras sacras tercera (S3).

Las porciones del nervio ciático inervan los músculos de la nalga, el muslo posterior e inferior de la pierna. El nervio ciático se compone realmente del nervio tibial (inerva la mayoría de los músculos de la pierna posterior) y el nervio peroneo.

### Pronóstico

La gran mayoría de los casos de ciática en los deportistas se resuelven con los cuidados de fisioterapia simple dentro de un período de seis semanas y para la mayoría de las personas, las medidas preventivas básicas son suficientes para impedir que la ciática regrese.

Algunos pacientes, sin embargo, a la larga requieren cirugía, por ejemplo, cuando los síntomas son severos, y están causados por una hernia de disco.

Después del tratamiento, es probable que puedan reanudar su vida deportiva normal y mantener el dolor bajo control. Sin embargo, siempre es posible que el disco se rompa de nuevo. Esto le pasa a un cinco por ciento de los deportistas con ciática.

### Complicaciones

Aunque la mayoría de las personas se recuperan completamente de la ciática, a menudo sin ningún tipo de tratamiento específico, la enfermedad puede potencialmente causar daño permanente al nervio. Hay que acudir al médico si:

Hay debilidad en la pierna afectada.

Pérdida de la función intestinal o de la vejiga.

### Cuidados

No todo deportista que tiene ciática necesita atención médica, salvo que los síntomas sean severos o persistan durante más de un mes.

Si es así, hay que mencionar:

Los síntomas que se han tenido y por cuánto tiempo.

Los medicamentos que se consumen, el nombre comercial, y las vitaminas o suplementos que se están tomando.

Los recientes accidentes o lesiones que pudieran haber dañado la espalda.

Tener un familiar o amigo que pueda recordar datos que se han olvidado.

Si los síntomas incluyen entumecimiento o debilidad en las piernas.

Posiciones del cuerpo o actividades que mejoren o empeoren el dolor.

Cuánto es el dolor que limita la capacidad de funcionar.

Qué deporte o actividades recreativas implican un trabajo físico pesado.

Si se practica ejercicio regularmente y qué tipo de deporte.

Tratamientos o medidas de auto-cuidado que se hacen y si han ayudado.

**Re-educación para caminar**

Esencialmente se trata de aprender a moverse de nuevo con un patrón normal. Sorprendentemente, sólo se necesita una pequeña lesión que ocasione un ligero dolor, rigidez o debilidad, para afectar a la manera de caminar.

La marcha inestable (o estilo de caminar) no sólo es ineficaz, sino que también puede provocar lesiones de compensación en, por encima o por debajo, del nivel de la lesión. Por ejemplo, una lesión de rodilla que afecte al modo de andar puede causar dolor en el pie, la cadera o espalda.

Un patrón de marcha normal es aún más importante cuando se empieza a ejecutar, lo que aumenta las fuerzas de tensión anormales en las articulaciones y los músculos. Los malos hábitos pueden llegar a ser a largo plazo, lo que puede predisponer a otras lesiones o artritis.

**Problemas comunes de marcha**

Con la lesión o enfermedad, el patrón de caminar puede ser muy diferente de lo normal. Se puede echar abajo la cadera durante la fase de apoyo, lo que puede conducir a la bursitis de cadera o dolor de espalda.

Es posible cometer errores en la fase de impulsión. Esto puede llevar a balancear la pierna para hacerla pivotar y causar dolor de cadera.

Si ha tenido un trastorno cerebral o neurológico, y no puede ser capaz de soportar el peso totalmente suficiente para el paso con la otra pierna, podría provocar una caída y fractura potencial.

Levantar los dedos del pie (pie caído), podría llevar a una incapacidad para colocar el talón en el suelo.

Inclinarse demasiado hacia delante, potencialmente, puede ocasionar tropezar y caer.

Emplear una ayuda en la rehabilitación al caminar (por ejemplo palo o muleta) demasiado hacia delante crea una marcha ineficiente. Las ayudas ergonómicas, las menos posibles.

Si se camina con el peso demasiado hacia atrás sobre los talones, podría ocasionar que se cayera hacia atrás.

Caminar con una mano en los muebles o una pared, podría llevar a una caída. Ocasiona torpeza extrema.

**Prevención**

Prevenir el dolor ciático asociado con lesión del disco intervertebral debe comenzar por centrarse en las causas de la lesión del disco y tomar medidas para prevenir este tipo de lesiones. Debido a que la mayoría de las lesiones del disco son causadas por una combinación de rotación de la columna mientras que la columna se encuentra en flexión, la prevención debe centrarse en la mecánica de la espalda correcta y la evitación de movimientos que pueden poner a la columna vertebral en riesgo de lesión.

Como se mencionó anteriormente, la enseñanza sobre cómo encontrar y mantener la columna neutral, es una clave para la prevención de las lesiones del disco. Si una persona puede mantener su columna vertebral en una posición neutral durante todas las actividades, a continuación, la columna estará en un menor riesgo de sufrir lesiones.

No siempre es posible prevenir la ciática, y la enfermedad puede reaparecer. Las siguientes sugerencias juegan un papel clave en la protección de la espalda:

Seguir haciendo ejercicio con regularidad. Esta es la cosa más importante que se puede hacer para la salud en general, así como para la espalda. Hay que prestar especial atención a los músculos del abdomen y la espalda baja, que son esenciales para una postura correcta y la alineación.

Mantener la postura correcta al sentarse. Hay que elegir un asiento con un buen apoyo lumbar, reposabrazos y base giratoria, considerando la posibilidad de colocar una almohada o una toalla enrollada en la parte baja de la espalda para mantener la curva normal. Mantener las rodillas y el nivel de las caderas.

Usar una buena mecánica corporal. Si se está en pie por períodos largos, descansar un pie sobre un taburete o una caja pequeña de vez en cuando. Al levantar algo pesado, dejar que las extremidades inferiores hagan el trabajo. Mantener la espalda recta y doblar solamente en las rodillas. Evitar levantar y girar al mismo tiempo.

Una vez que el dolor de la ciática pasa, hay ejercicios de fortalecimiento y posturales, estiramientos y otras medidas que ayudan a prevenir las recaídas, como por ejemplo:

Practicar una buena postura

Ponerse de pie y estirarse hacia arriba "tratando de crecer tan alto como se pueda". Esto ayudará a activar los músculos abdominales profundos que abren los espacios de la columna vertebral, donde los nervios son vulnerables a los pellizcos.

Evitar posturas que duelen

Dependiendo del lugar donde el nervio se pellizca, puede experimentarse dolor al sentarse, estar en pie, caminar o incluso acostarse. Es importante evitar cualquier postura que empeore el dolor. Si es doloroso estar sentado más de 5 minutos, limitar la sesión a 4 minutos. Hacer descansos regulares para ponerse de pie y caminar. Si tiene que estar de pie, apoyar un pie sobre un pequeño bloque o el reposapiés, y luego cambiar de pies todo el día.

Caminar

Caminar y nadar pueden ayudar a fortalecer la zona lumbar.

Levantar los objetos de forma segura

Levantar siempre desde una posición en cuclillas, con las caderas y las piernas para hacer el trabajo pesado. Nunca agacharse y levantar con la espalda recta. Mirar para arriba al levantar.

Utilizar la postura adecuada para dormir

Aliviar la presión sobre la espalda para dormir de lado o boca arriba con una almohada debajo de las rodillas. Si no se siente dolor, está en la posición correcta.


Evitar el uso de tacones altos

 Los zapatos con tacones de más de 5 cm de alto desplazan el peso hacia delante, arquean la espalda excesivamente y además pueden comprimir el nervio ciático.

# CAPÍTULO 9

## Estenosis espinal

La estenosis espinal es un estrechamiento del canal espinal y del foramen, que se traduce en "atragantamiento" dela médula espinal y / o las raíces nerviosas.

La estenosis generalmente implica el estrechamiento de:

1. El canal espinal en el centro de la columna vertebral a través del cual pasan la médula espinal y las raíces nerviosas.

2. Las aberturas foramen vertebral entre las vértebras espinales a través de la que los nervios salen de la columna vertebral y van a otras partes del cuerpo.

### ¿Qué causa una estenosis espinal?

La estenosis espinal la mayoría de las veces resulta de un proceso gradual y degenerativo del envejecimiento de la columna vertebral. A medida que se envejece, los ligamentos de la columna vertebral pueden espesarse y calcificarse, y empezar a poner en peligro los túneles adyacentes.

Los huesos y las articulaciones también tienden a aumentar debido al estrés del hueso aumentado y causar espolones óseos, que invaden el espacio de la columna vertebral.

Los discos vertebrales, entre las vértebras, se deshidratan con la edad y pierden su altura. Este estrechamiento del disco puede deteriorarse más rápido con protuberancias o por la enfermedad de disco degenerativa.

La artrosis de la columna vertebral es la forma más común de artritis y es más probable que ocurra en personas de mediana edad y mayores. Es un proceso crónico, degenerativo. Es el resultado del desgaste diario de las articulaciones de la columna vertebral, y está a menudo acompañado por el crecimiento excesivo del hueso, formación de espolones óseos, que pueden causar la estenosis espinal.

La estenosis espinal es más común en hombres y mujeres mayores de 50 años de edad y está relacionada con cambios degenerativos en la columna. Sin embargo, puede ocurrir en personas más jóvenes que nacen con un estrechamiento del canal espinal o que sufren una lesión en la columna vertebral.

### ¿Cuáles son los síntomas de la estenosis espinal?

Por lo general, la estenosis espinal ocasiona entumecimiento, debilidad muscular, calambres, reflejos disminuidos o dolor general en los brazos o las piernas.

Las regiones más comunes de la estenosis son la columna vertebral lumbar (espalda baja) y la columna cervical (cuello), pero cualquier región espinal puede sufrir estenosis.

Clásicamente, en pacientes con estenosis, sentarse o inclinarse hacia delante para flexionar la columna vertebral debe aliviar sus síntomas. La posición flexionada "abre" la columna vertebral y por lo tanto aumenta los espacios entre las vértebras. Así que mantener la espalda baja "flexionada" (doblada hacia adelante) alivia los síntomas, y por ello los pacientes a menudo caminan con una leve inclinación hacia adelante o miran hacia abajo.

De pie, caminar o doblarse hacia atrás a menudo hace que los síntomas relacionados con la estenosis empeoren, porque esta posición provoca el estrechamiento del espacio que rodea los nervios.

Subir una colina puede estar bien porque se inclina hacia adelante y abre el espacio alrededor de los nervios.

### Ejercicios para la estenosis espinal

En el tratamiento de la ciática de la estenosis espinal, el especialista en la columna puede alentar a los ejercicios de flexión (flexión delantera).   Flexionar la columna inferior (flexión hacia delante) aumenta el tamaño de estos conductos y permite disminuir la irritación o compresión. Esta es la razón por la cual las personas con estenosis espinal a menudo se sienten mejor al inclinarse hacia adelante (por ejemplo, apoyándose en un bastón, andador o carro de la compra) que al estar de pie con la espalda recta.

Estos ejercicios por sí solos no necesariamente harán que el paciente con ciática de estenosis espinal esté "mejor", pero van a permitir que mantenga más fácilmente una inclinación pélvica posterior durante las actividades, sobre todo de pie y caminar.   Esta postura le permitirá realizar más actividades con menos dolor.   Sin embargo, la inclinación de la pelvis a menudo es muy difícil de aprender para los pacientes.

Vea estos ejercicios:

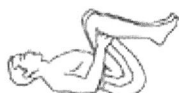

Acuéstese sobre la espalda y tire suavemente las rodillas hacia el pecho hasta que sienta un estiramiento cómodo. Después de 30 segundos, vuelva lentamente a la posición inicial. Trate de completar cuatro a seis repeticiones.

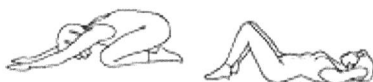

Lentamente adopte esta posición y manténgala 30 segundos. Luego recupere la posición tumbado.

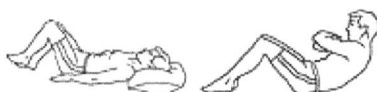

Puede poner un cojín en el cuello si lo desea. Levante lentamente el tórax hasta 45 grados y permanezca unos segundos. Recupere la posición anterior lentamente.

# CAPÍTULO 10

## Tratamiento convencional

La ciática usualmente se alivia después de un período de descanso y evitando las actividades agravantes. El fisioterapeuta puede ayudar a aliviar los síntomas a través de la columna vertebral empleando técnicas mixtas, como tracción, estiramientos musculares o incluso incrementando el ejercicio. Es posible que prescriba ejercicios con bolas para hacer en casa y evitar el dolor y el malestar futuro.

Aproximadamente una de cada 50 personas sufre una hernia discal. De éstos, un 10-25 por ciento tiene síntomas que duran más de seis semanas y aproximadamente el 80-90 por ciento de las personas con ciática mejoran con el tiempo.

Todo el mundo es diferente, pero la mayoría de las personas con ciática se sienten mejor dentro de seis semanas. El dolor que dura más de seis a 12 semanas debe emprender un régimen de ejercicio específico y la aplicación de **ultrasonido** en tiempo real, ha demostrado ser un tratamiento muy exitoso para la ciática que se origina a partir de una lesión en la columna lumbar o SIJ.

La persistencia de los síntomas más de seis meses puede requerir la atención de un cirujano especializado en el tratamiento del dolor de espalda y ciática.

Por lo general, un breve período de descanso de la actividad agravante y el tratamiento de fisioterapia eliminarán el dolor agudo. El fisioterapeuta realizará con sus manos las técnicas que se ocupan de la causa de la ciática que dependerán de si el problema es un disco o una lesión de la articulación facetaria.

Además de las técnicas para aliviar el dolor, le sugerirá ejercicios que ayudan a mejorar las deficiencias específicas de la espalda. Esto puede incluir algunos ejercicios de relajación, de estabilización o de refuerzo. Exactamente qué ejercicios funcionan mejor dependerá de la causa de la ciática. Aun así, la ciática es difícil de tratar con éxito, pero hay que aplicar fisioterapia lo antes posible para que sea muy útil.

Para aliviar la inflamación alrededor del nervio, el terapeuta puede recomendar que use compresas frías o calientes que deben combinarse con los ejercicios que sirvan para aflojar o fortalecer la espalda.

Un soporte de espalda o un corsé pueden proporcionar un excelente alivio para la mayoría de quienes la padecen, especialmente quienes encuentran que su dolor disminuye cuando se envuelven en una toalla o sábana (doblada longitudinalmente) con fuerza alrededor de su estómago y espalda. Si esta prueba sencilla facilita el alivio, debería utilizarse un soporte en la espalda a corto plazo, evitando así que el dolor se repita.

También puede necesitar tomar medicamentos para aliviar el dolor o medicamentos anti-inflamatorios. En casos graves, una inyección de un anestésico de acción prolongada con un medicamento esteroide puede proporcionar alivio. En raras ocasiones es necesaria la cirugía, por ejemplo, salvo cuando una hernia de disco sea la causante.

Es importante resaltar que los pinzamientos vertebrales se confunden frecuentemente con la ciática y requieren reposo en cama, estiramientos intensos pasivos (realizados con la ayuda de otra persona), calor lumbar y masajes compresores sobre la parte afectada.

Generalmente, una o dos semanas de tratamiento conservador son suficientes para aliviar en forma completa, o muy significativa, entre el 80 y 90% de las crisis agudas de ciática. Cuando el enfermo se levante, puede completarse su estudio con exámenes complementarios y se le deben dar instrucciones de tipo preventivo para cuidar su columna y evitar una nueva crisis.

**Tratamientos y medicamentos**

Si el dolor no mejora con los cuidados personales, el médico puede sugerir algunos de los siguientes tratamientos:

**Medicamentos**

Antiinflamatorios

Relajantes musculares

Narcóticos

Antidepresivos tricíclicos

Medicamentos anticonvulsivos

**Tratamientos físicos**

Los tratamientos pueden ir desde la alteración mecánica del cuerpo (para reducir la presión sobre la hernia de disco), a la cirugía inmediata dependiendo de la presentación de los síntomas.

El tratamiento inicial del dolor ciático es suave para **reducir la carga** sobre la columna vertebral evitando las actividades que causan dolor, incluyendo el impacto de la compresión (salto / aterrizaje) forzar, levantar, doblar, o estar mucho tiempo sentado y de pie.

El **descanso** es esencial inicialmente en la fase aguda del dolor ciático. El paciente debe ser alentado para eliminar las actividades que aumentan el dolor y ajustarse a las actividades que no causan dolor.

Las **bolsas de hielo** se pueden aplicar a la zona lesionada para reducir la hinchazón y la inflamación, poniéndolas durante veinte minutos cada dos horas durante los primeros dos o tres días.

Para ayudar en la reducción de la inflamación que puede estar presente, el médico puede recomendar paracetamol, antiinflamatorios AINE o corticosteroides orales. Una medicación más fuerte puede estar indicada si hay dificultad para dormir.

### Corrección biomecánica

Educar a las personas sobre cómo para corregir la postura y la mecánica de la espalda, es otro factor importante en el tratamiento del dolor ciático relacionado con los daños del disco. Deben aprender a proteger su columna vertebral, levantando los pesos con las piernas (utilizando grandes grupos musculares del cuádriceps, isquiotibiales y glúteos), en lugar de doblar la cintura y confiando en los músculos más pequeños de la espalda para levantar objetos. Al levantar objetos de gran tamaño, el objeto debe mantenerse cerca del cuerpo en la línea media.   Esta posición reduce la cantidad de par colocado en la espalda baja y los pequeños músculos de la parte posterior.

Por último, en lugar de torcer la columna vertebral a su vez, hay que mantener el objeto en su   línea media y utilizar los pies para cambiar de dirección. Siguiendo estas reglas simples se puede reducir significativamente el riesgo de lesiones de tejidos blandos en la parte posterior.

A medida que los síntomas se resuelven, hay que centrarse en la flexibilidad de la columna vertebral y los músculos isquiotibiales, así como mejorar mediante ejercicios la estabilización de la columna vertebral durante las actividades diarias y los deportes.   Hay que centrarse en el fortalecimiento de los músculos que rodean el núcleo del cuerpo, incluyendo los abdominales, los oblicuos, extensores de la espalda, los glúteos y los grupos musculares.

También es importante que se aprenda a encontrar y mantener la posición de la columna vertebral de forma neutra (también conocida como la pelvis neutral).

La posición de la columna neutra es una posición mantenida por la pelvis y la columna lumbar en la que se coloca la menor cantidad de tensión en la columna lumbar  Una vez que esta posición se encuentra, hay que ser capaz de encontrar y mantenerla durante todas las actividades.

La debilidad muscular progresiva o persistente y el dolor irradiado que no disminuye con el tiempo puede ser una indicación para la intervención quirúrgica, igualmente justificada si está alterada la vejiga o la función intestinal.

**Otras opciones de tratamiento**

**Refuerzo de la Espalda**

Un soporte en la espalda o un corsé puede proporcionar un excelente alivio para la mayoría de los enfermos de ciática. Aquellos que obtienen el mayor beneficio son quienes encuentran que su dolor disminuye cuando se envuelven / enlazar una toalla o sábana (doblada longitudinalmente) con fuerza alrededor de su estómago y espalda. Si esta prueba sencilla reduce el dolor, es conveniente utilizar un soporte en la espalda a corto plazo. Los soportes de la espalda y los fuertes músculos de la base, ayudan a evitar que se repitan en el futuro.

**Acupuntura**

La acupuntura ha sido una fuente eficaz de alivio del dolor durante más de 5000 años. A pesar de que no se entiende completamente cómo funciona, la acupuntura puede ayudar a aliviar el dolor.

**Máquina TENS**

Las Máquinas TENS son un dispositivo electrónico para aliviar el dolor que reducirá el dolor y su necesidad de medicamentos.

## Bola del ejercicio

La superficie inestable que una bola de ejercicio Swiss proporciona ayuda al despertar los músculos profundos y mejorar la estabilidad central.

## Postura correcta

La mala postura al estar sentados es una causa común de ciática.

## Ultrasonido en tiempo real de Reconversión

Una buena manera de activar los músculos es mediante un escáner de ultrasonido en tiempo real que permite ver a los músculos trabajando. Esto permite adaptar con precisión loque realmente está sucediendo debajo de la piel en ese mismo momento, lo que hace más fácil hacer correctamente los ejercicios, lo que acelerará la solución al dolor.

## Electroterapia

Se utiliza para ayudar a reducir el dolor y la respuesta de curación natural a través de un aumento de la energía (sonido, electricidad, luz, temperatura magnética). Tiene beneficios a corto plazo que pueden ayudar con la introducción temprana de otras técnicas más duraderas, como la prescripción del ejercicio.

## Almohadillas eléctricas

Durante siglos, el calor se ha utilizado como una forma sencilla pero eficaz para controlar el dolor y la rigidez articular o muscular. El calor profundo y penetrante no sólo alivia el dolor, sino también a mejorar su proceso de recuperación.

Mediante la aplicación de un paquete de calor a las articulaciones dolorosas y músculos, el calor estimula los receptores sensoriales para bloquear la transmisión de señales de dolor al cerebro, lo que resulta en un alivio inmediato del dolor y eficaz.

**Tratamiento con acupuntura**

El nervio ciático, puede ocasionar un dolor enorme en el trasero. Es el nervio más grande del cuerpo, que consta de un gran paquete de nervios más pequeños que comienzan en la columna lumbar, viajan hacia abajo de las nalgas, y se mueven a través de la pierna. Aunque no se trata de una enfermedad, sino de un grupo de síntomas que afectan a la región del nervio ciático, la sensación es de impotencia funcional

Muy a menudo este dolor se debe a espasmos musculares o una hernia de disco, pero también puede ser un signo de una enfermedad grave y es importante acudir a su médico para el diagnóstico. La hernia de disco vertebral, a menudo referida como una hernia de disco, es cuando una pequeña porción del disco espinal se bombea hacia fuera de la columna vertebral. Este disco luego llega al nervio ciático y ocasiona el dolor. En algunos casos graves, como la estenosis espinal, o un estrechamiento del canal espinal, puede presionar sobre el nervio y causar dolor intenso.

Otra de las causas de la ciática son los graves tumores espinales, que requieren atención médica inmediata, así como los espasmos musculares. La mayoría de las veces es el músculo piriforme, pero puede ser que otros músculos de la espalda baja y la región pélvica queden involucrados. Si el músculo piriforme comienza tener un espasmo o se contrae, puede ejercer presión sobre el nervio ciático y causar dolor, así como síntomas de radiación. Suele estar ocasionado por una lesión o estilos de vida sedentarios en las personas que no se estiran o hacen ejercicio. Un ejemplo es cuando se permanece todo el día en un escritorio o una computadora.

En la medicina china tradicional el cuerpo está interconectado, y ninguna parte puede separarse de otra, así que el diagnóstico y el tratamiento se basan en la identificación de los desequilibrios específicos en los músculos y el cuerpo como un todo. Corregir el desequilibrio no sólo tratar los síntomas o enmascaran la enfermedad, sino que corrige la raíz del problema mediante el fomento de la auto-sanación del cuerpo.

El desequilibrio más común en la ciática aguda es el Qi y el estancamiento de la sangre en los canales traseros, aunque también es importante tratar el desequilibrio subyacente, que puede ser la causa del Qi y que la sangre se estanque. Este estancamiento de la sangre en los canales a menudo afecta a los tejidos blandos de las lumbares, caderas y la pelvis. Esto es lo que hace que el espasmo muscular y la tensión que provoca el dolor intenso de la ciática aguda. Algunos desequilibrios subyacentes comunes son el vacío del Qi de riñón, la humedad del bazo y el estancamiento del Qi del hígado. Al tratar el desequilibrio subyacente, se puede evitar la ciática regrese.

Si la espalda se siente muy débil y no se alivia con el descanso, el desequilibrio subyacente puede ocasionar el vacío del Qi del riñón. Otros síntomas incluyen debilidad de las rodillas, fatiga extrema, zumbido en los oídos, mareos, y un pulso débil. El vacío del Qi del bazo también ocasionará fatiga y debilidad, pero mejora con el descanso. El cuerpo puede sentirse muy pesado y es posible que se tenga una mala digestión.

El estancamiento del Qi del hígado provoca que los músculos estén muy apretados y con espasmo, especialmente cuando se está enfadado o frustrado. También, puede sufrir de dolores de cabeza frecuentes y, en mujeres, menstruación dolorosa.

¿Cómo funciona la medicina china en el tratamiento de la ciática?

Lo mejor es acercarse a la ciática mediante el tratamiento combinado. Una terapia eficaz que muchos incluyen con la acupuntura, el Tui Na (masaje médico chino), ventosas, estimulación eléctrica, y estiramiento. La espalda, la cadera y la pelvis están muy interconectadas y el tratamiento debe incorporar a todas ellas.

En general, el tratamiento debe relajar y estirar los tendones y la fascia, además del fortalecimiento de los músculos. Esto le ayudará a liberar los músculos espásticos y fortalecerlos, lo que permite la vuelta a la salud. Incluso puede recuperar un disco fuera de su lugar, dependiendo de la gravedad.

La acupuntura ayudará a reprogramar los músculos para estar relajado y permitirá ayudar al cuerpo a curarse a sí mismo. El Masaje chino tui na, sirve para ayudar a la acupuntura a liberación de cualquier tensión adicional en la fascia y el tejido conectivo que rodea los músculos. La técnica es muy importante para relajar profundamente los músculos y mejorar la circulación al mismo tiempo. Después de que el dolor ha desaparecido, es importante realizar un mantenimiento de la espalda. El estiramiento es esencial y ayudará a mantener los músculos sanos y relajados. Además, hacer taichi, ejercicio y meditación china, es muy eficaz para fortalecer la zona lumbar y relajar la misma.

## Recuperación y vuelta a la normalidad

Dependiendo de la severidad de la lesión inicial, la recuperación del dolor ciático con lesión discal asociada puede llevar desde varias semanas a seis meses (si está presente un déficit neurológico).

Una vez que se esté libre de dolor en todos los movimientos de la columna vertebral, sin síntomas neurológicos, puede comenzar con los movimientos y actividades habituales. El propósito de este tipo de entrenamiento es reintroducir gradualmente al enfermo a un programa de intensidad creciente para asegurar que la lesión ha cicatrizado completamente antes de permitirle que haga deporte.

Junto con asegurar que la lesión ha sanado por completo y que el cuerpo puede soportar las exigencias de su deporte o vida intensa, hay que permitirle que haga una vida normal para que recupere la confianza que tuvo antes de estar enfermo. Reconstruir la confianza es tan importante para la curación y la habilidad, como la rehabilitación física.

Cada actividad física requiere unos ejercicios adecuados para restaurar las funciones, por lo que un terapeuta especializado será casi imprescindible. La única clave es que los ejercicios deben ser progresivos y comenzar con un esfuerzo de baja intensidad y poco a poco pasar a aumentar el tiempo y la intensidad.

El tiempo que lleva avanzar a las actividades de plena intensidad, depende de la gravedad de la lesión inicial y la confianza. Si tiene miedo, entonces hay que permitirle que siga un ritmo más lento y que se encuentre cómodo. Llegará un momento, si así se quiere que sea, en que todo será como antes. Mientras no aparezcan dolores nuevos o se restablezcan los antiguos, es que todo sigue su curso óptimo.

## Fisioterapia

Una vez que el dolor agudo mejora, se puede diseñar un programa de rehabilitación para ayudar a prevenir las lesiones recurrentes. Esto normalmente incluye ejercicios para ayudar a corregir la postura, fortalecer los músculos que sostienen la espalda y mejorar la flexibilidad.

## Inyecciones de esteroides

En algunos casos, el médico puede recomendar la inyección de un medicamento corticosteroide en la zona de la raíz nerviosa afectada que ayudan a reducir el dolor al suprimir la inflamación alrededor del nervio irritado. Los efectos generalmente desaparecen en unos pocos meses y el número de inyecciones de esteroides que se puede recibir es limitada, porque el riesgo de efectos secundarios graves aumenta cuando las inyecciones se producen con demasiada frecuencia.

**Cirugía**

Esta opción se suele reservar para los momentos en que el nervio comprimido provoca incontinencia, significativa debilidad, o cuando se tiene un dolor que empeora progresivamente o no mejora con otros tratamientos. Los cirujanos pueden extirpar el espolón óseo o la parte de la hernia de disco que está presionando el nervio pellizcado.

Medicamentos

| Medicación | Se usa para tratar los síntomas | Efectos secundarios comunes |
|---|---|---|
| AINE | inflamación, dolor | estómago, la digestión, corazón, hígado, riñón, piel, mareos |
| AINEs (inyección / intravenosa) | inflamación, dolor | estómago digestión, el corazón, el hígado, el riñón, piel, mareos, somnolencia y más |

| Medicación | Se usa para tratar los síntomas | Efectos secundarios comunes |
|---|---|---|
| Inhibidores COX-2 (AINE) | inflamación, dolor | corazón, hígado, riñón, piel, mareos |
| La aspirina (AINE) | inflamación, dolor | estómago, riñón, anemia, tinnitus |
| El acetaminofén | dolor | estómago, riñón |
| rcóticos (opiáceos / opioi | dolor | digestión, el sistema inmunológico, la piel, somnolencia, adicción, tolerancia |
| Tramadol | dolor | estómago, la digestión, la piel, somnolencia, dependencia |

| Medicación | Se usa para tratar los síntomas | Efectos secundarios comunes |
| --- | --- | --- |
| Los antidepresivos | dolor | estómago, el riñón, la digestión, somnolencia, mareos |
| Los relajantes musculares | dolor | estómago, la piel, somnolencia, mareos, adicción, dependencia, tolerancia |
| La gabapentina (anticonvulsionante) | dolor | piel, somnolencia, mareos, aumento de peso, dependencia |
| Inyección epidural con corticosteroides | inflamación, dolor | presión arterial baja, somnolencia, mareos, debilidad muscular |

## Cremas de uso tópico para reducir la inflamación y aliviar el dolor

Antiinflamatoria tópica crema puede ser frotada sobre las áreas del cuerpo que son úlcera para reducir la inflamación y aliviar el dolor. Esta puede ser una manera muy fácil y conveniente para aliviar el dolor relacionado con la inflamación y puede trabajar en una serie de enfermedades diferentes que causan dolor. Usando una crema anti-inflamatoria es bastante sencillo. Basta con frotar la crema sobre la zona afectada y esperar a que se vaya a trabajar. Por lo general, dentro de 20-30 minutos los efectos se harán sentir. Dependiendo del tipo de crema antiinflamatoria que utilice los efectos pueden durar durante un corto período de tiempo o un período más largo de tiempo. La crema antiinflamatoria sólo funcionará para aliviar el dolor que es debido a la inflamación. Algunos de los tipos más comunes de dolor que son causadas por la inflamación incluyen la artritis, el síndrome de túnel carpal, ciática, fibromialgia, fascitis plantar y tendinitis. Los atletas también pueden beneficiarse del uso de una crema anti-inflamatorios para aliviar el dolor muscular, dolor en las articulaciones y las lesiones deportivas comunes, tales como torceduras, esguinces y contusiones.

¿Cómo funciona una crema anti-inflamatoria? Funciona entregando ingredientes lucha contra la inflamación de la zona que se ve afectada por la inflamación. Hay varios ingredientes comunes que las cremas pueden utilizar. El salicilato de metilo es el ingrediente más común que usted puede encontrar en este tipo de crema. La mayoría de los usuarios de crema de salicilato de metilo aseguran que proporciona alivio momentáneo del dolor de la inflamación relacionada, sin embargo, los efectos no suelen ser muy duraderos. Otro inconveniente del uso de este tipo de crema es que el salicilato de metilo puede ser tóxico y causar efectos adversos secundarios si se utiliza demasiado a menudo.

# CAPÍTULO 11

## Tratamiento natural

### La relajación de los músculos que rodean el nervio ciático

El descanso a intervalos regulares, en las posturas escogidas para aliviar el dolor ciático, puede ayudar. Hay que encontrar la posición idónea, respirar y tratar de relajar todos los músculos del cuerpo.

Es bueno acostarse sobre su estómago con una almohada o una toalla enrollada debajo de las caderas. Ponga la pierna doblada y hacia un lado, como en la recuperación de primeros auxilios y sitúe una almohada debajo de la rodilla para eliminar cualquier tensión en su espalda. Boca arriba con una almohada debajo de la cabeza, apoyando los pies sobre una silla para que las rodillas estén dobladas y la espalda inferior plana contra el suelo, es una estupenda posición.

### Ejercicios

El mantenimiento de fuerza en la base es integral para mantener una espalda sana y prevenir una serie de lesiones en la parte posterior. Los ejercicios en la base para la estabilización se pueden realizar por el propio enfermo y con la ayuda de una pelota de terapia.

Incluyendo:

Levante la pierna en decúbito supino, alternativamente, manteniendo la pelvis en posición

Cerrar: la persona se encuentra en el suelo con las piernas extendidas y los pies en la bola de la terapia; luego levanta la cadera del suelo, mientras que los glúteos y los abdominales se tensan. Este ejercicio se puede hacer más difícil si quitamos la pelota.

Elevación: la persona se encuentra apoyada en la espalda y la pelota entre los pies. Se levantan los pies agarrando la pelota, manteniendo las caderas en flexión de 90 grados, y los abdominales apretados.

Tendido: la persona se encuentra con las piernas extendidas y la bola colocada en las caderas; se empuja con los brazos hacia delante hasta que la pelota está en la espinilla y luego camina hacia atrás. Para obtener una versión avanzada, puede caminar y luego realizar una flexión de brazos, antes de regresar a la posición inicial.

## Ejercicios para la Ciática de una hernia de disco

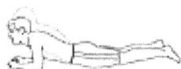

Tumbado y sin levantar los antebrazos, eleve el tórax lentamente y recupere.

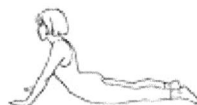

Mantenga la posición todo el tiempo que le resulte cómodo.

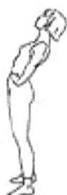

Inclínese lentamente hacia atrás.

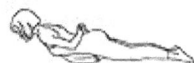

Ponga un cojín en el abdomen, las manos atrás y elévese lenatmente.

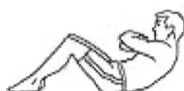

Mantenga esta posición

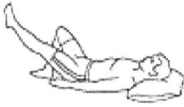

Eleve alternativamente las piernas, bien rectas y manténgalas unos segundos.

El dolor en las piernas de una hernia de disco es comúnmente causado por el material del disco que sobresale hacia atrás que irrita o comprime una raíz nerviosa, que a su vez causa dolor irradiado a lo largo del nervio ciático.

**Movimientos suaves**

Mantenerse activo ha demostrado tener mejores resultados que el reposo en cama para el dolor de espalda. Como estar en una misma posición durante mucho tiempo, o hacer una actividad durante un tiempo prolongado puede hacer que el dolor ciático empeore, es importante tomar descansos regulares, y moverse. Incluso con el dolor agudo, caminar con cuidado y con una buena postura, puede proporcionar alivio.

Si al caminar el dolor es intenso hay que detenerse, estirar suavemente los isquiotibiales, los músculos con inserciones en la pelvis, la tibia, el fémur y el peroné, algunos ejercicios de estiramiento suave del pie, estirar las dos piernas y la espalda baja, y un masaje suave a las zonas doloridas, permitirán seguir caminando.

**Alivio del dolor**

Un nervio ciático pellizcado puede ser aliviado por la abstención de la compresión en la columna vertebral, la cual participa principalmente en las posiciones normales de en pie, así como algunos ejercicios centrados especialmente en los músculos abdominal y lumbar. En su mayor parte, tendrá que estar de pie o acostado para encontrar alivio del dolor de la ciática.

Hacer ejercicios que estiren la columna vertebral también puede entrenar al cuerpo a crear más espacio entre los discos vertebrales, lo que hace menos probable que se establezca presión sobre los nervios ciáticos.   Un nervio ciático pellizcado la mayoría de las veces puede sanar por sí solo, aunque en ocasiones se hernia o se perfora y requiere cirugía.

Aparte del estiramiento, los medicamentos o plantas medicinales para el dolor, caminar con regularidad y aplicar hielo o calor en la zona lumbar, ayuda. El médico decidirá si el tiempo curará el mal.

El calor es el mejor tratamiento que existe y puede ser aplicado con manta eléctrica, botella de agua caliente o, mejor aún, con compresas calientes ricas en esencia de tomillo y extracto de albahaca. También proporcionan alivio las cataplasmas de hipericón y esencia de pino.

**Ergonomía**

La idea principal es prevenir el dolor ciático, así que al caminar o estar en pie, hay que asegurarse de que los movimientos sean suaves, relajados, pues la tensión muscular puede aumentar el dolor.  Al estar erguido hay que asegurarse de que la espalda baja no está curva, manteniendo los glúteos hacia la parte anterior.

Hay que evitar llevar las bolsas de la comprar siempre con la misma mano. El peso debe mantenerse uniformemente distribuido en ambos hombros, y en ambas manos. Evite usar mochilas y bolsos de bandolera. El uso de una bolsa de hombro a través de su cuerpo (la correa de hombro, bolso apoyado en la cadera opuesta) puede ayudar, pero el peso todavía se distribuye de manera desigual. Muchas ciáticas de adulto se inician en la adolescencia por estas causas.

Evite levantar objetos pesados si es posible y si tiene que levantar algo, no se incline o gire su espalda. Utilice las rodillas para levantarse y no la espalda.

Trate de evitar el retorcimiento cuando trate de alcanzar algo por encima de la cabeza o por debajo de la cintura. No coja niños desde el suelo y quizá le resulta más fácil ponerse de rodillas si es necesario para alcanzar algo bajo.

Sentado: Asegúrese de que su silla apoye su espalda y las rodillas se sitúen en el mismo nivel que sus caderas, con los pies apoyados en el suelo. Si es necesario, utilice una almohada lumbar, o una toalla enrollada para apoyar la zona lumbar.

Al sentarse o ponerse de pie, utilice los brazos de la silla para ayudarle a sentarse o estar de pie.

Conducción: Evite conducir cuando el dolor es severo y habitualmente use una almohada o rodillo para apoyar la zona lumbar y mantener una correcta postura sentada.

Dormir: Un colchón firme con una almohada debajo de la cabeza de apoyo facilita la postura para dormir bien. Una almohada extra, suave, entre las piernas puede aliviar el dolor en las caderas.

Tenga cuidado de no doblar o lugar tensión en su espalda al entrar o salir de la cama.

### El estiramiento del músculo piriforme

Si el dolor ciático es causado por la presión de un músculo piriformus corto o estrecho -el músculo que se ejecuta en la cadera y en la nalga- puede tener el síndrome piriforme, siendo la causa primaria de una ciática.

Se diagnostica por exclusión de la compresión del nervio debido a un disco vertebral y problemas óseos, pudiendo aparecer en una prueba de conductancia nerviosa, ya que las señales eléctricas son más lentas cuando el nervio ciático es estrangulado por el músculo piriforme.

Los corredores, ciclistas y remeros, las personas que se doblan mucho hacia adelante y el uso excesivo de estos músculos, están en riesgo de desarrollar síntomas ciáticos, a menos que se extiendan regularmente.

Para relajarlo, recuéstese sobre su espalda con un pie en la pared, las rodillas dobladas en ángulo recto. Descansar el otro pie, justo por encima de la rodilla flexionada sobre el muslo, y mantener durante 60 segundos y relajarse. Repetir en el otro lado.

Si se siente suficiente alivio, acérquese a la pared para que la rodilla esté más cerca de los hombros y emplee un tramo más fuerte en los músculos de las nalgas opuestas.

La **técnica Alexander** mejora la postura y reduce el dolor de espalda, tal y como se ha demostrado cuando se enseña a quienes padecen dolor en un ensayo aleatorio. Ha sido utilizada por cantantes y músicos que deben mantener una postura correcta y saludable.

### Ejercicios McKenzie

Diseñado por el fisioterapeuta Robin McKenzie en la década de 1950, se utiliza para tratar una variedad problemas de espalda, como hernias discales y ciática. Den realizarse varias veces al día en casa. Muchos pacientes con dolor de espalda manifestaron resultados fantásticos en la reducción del dolor de piernas, incluso en la primera semana.

Una **bola de equilibrio** es una gran manera de desarrollar los músculos centrales y estabilizar los músculos de la espalda baja. Al mantener flexibles los músculos centrales, la ciática mejora. Resulta ideal para fortalecer los músculos centrales del abdomen y la espalda, y se puede utilizar como una silla cuando los asientos tradicionales provoquen daño.

### Ejercicios de fisioterapia

Estos ejercicios de fisioterapia son elegidos para aliviar el dolor ciático, corregir la postura incorrecta (que puede comprimir el nervio ciático), así como fortalecer la espalda y los músculos abdominales centrales. Deben hacerse todos los días para ayudar a la recuperación y evitar un retorno del dolor.

Use un tapete de yoga o mantas dobladas para hacer la superficie más suave, especialmente cuando está acostado sobre su espalda.

Ponga una almohada debajo de las rodillas si le duele la espalda demasiado. Lleve una rodilla hacia el pecho, sienta el estiramiento en la cadera, las nalgas y en la parte posterior. Mantenga esta posición durante 30 segundos y repita con el otro lado, varias veces.

Efectúe un masaje circular recostado boca arriba, con las piernas elevadas suavemente hacia el pecho. Efectúe un círculo con las rodillas para que la zona lumbar reciba un masaje suave. Esto puede perjudicar de manera significativa en el principio, así que sea prudente.

También se puede hacer este movimiento con una bola de equilibrio debajo de las pantorrillas.

**Contracciones de los músculos centrales**. Hay que ponerse boca arriba, con las piernas rectas, con una almohada debajo de las rodillas. Se contraen sólo los músculos profundos que estabilizan la columna vertebral, y se respira normalmente y lo más relajado posible. Mantener la contracción durante 30 segundos y luego soltar. Repita varias veces.

**Giros**. Recostado boca arriba, con las rodillas dobladas y los pies apoyados en el piso. Estirar los brazos a la altura del hombro, lejos de su cuerpo. Lleve sus rodillas a un lado, y gire la cabeza hacia el otro. Mantenga esta posición durante 30 segundos y repita con el otro lado.

## Ejercicios de estabilidad

Recuéstese boca arriba con una bola de equilibrio bajo las pantorrillas. Mantenga los hombros y el cuello en el suelo y levante la pelvis de modo que sus piernas traseras y la parte superior se encuentren en una línea recta. Repose su pelvis lentamente en el suelo. Repita 10-15 veces.

Si no tiene una bola de equilibrio, utilice una silla o un sofá debajo de sus piernas.

Apóyese con el estómago en la bola de equilibrio, las piernas y los brazos en el suelo, por lo menos al ancho de los hombros. Levante el brazo derecho y la pierna izquierda para estar en posición horizontal con el suelo. Mantenga la posición durante 5 segundos y luego suelte y repita en el otro lado. Así 10-15 veces.

Se puede hacer este ejercicio apoyado en la mano y las rodillas si no se tiene una bola de equilibrio.

## Yoga para aliviar el dolor ciático

Muchas posturas de yoga suave pueden aliviar el dolor ciático. Además, el estiramiento y fortalecimiento de otras partes corporales, contribuye a ello. Es importante no esforzarse para mantener una postura de yoga -no es una competición-. Hay que calentar y enfriar con ligeros movimientos aeróbicos y estiramientos suaves para evitar lesiones.

Si encuentra el yoga demasiado complicado o doloroso, el taichi puede ser más apropiado. Sin embargo, si le gusta, supone un buen sistema para aliviar el dolor, liberar la presión, y aumentar la movilidad en la espalda.

Inclinarse hacia delante suelta las caderas, estira los isquiotibiales y la espalda baja.

Tocar con la cabeza la rodilla mejora la espalda baja y abre la cadera.

Sentados y abriendo las piernas en mariposa abre y suelta las caderas.

Un masaje en la espalda baja afloja los músculos.

Haga los ejercicios encima de una estera gruesa.

Si en algún momento siente punzadas del nervio ciático, pare, estire suavemente y relájese.

**Terapias no probadas**

La acupuntura, acupresión, hierbas, TENS, ultrasonido y tracción, han tenido resultados mixtos. La mayoría de estas terapias físicas no tienen riesgo de empeoramiento de la ciática.

Ponerse tirantes tiene inconvenientes a largo plazo, como alentar la mala postura y el debilitamiento de los músculos, por lo que también debe ser evitado.

Los suplementos de vitamina C pueden reducir la inflamación al comportarse como antioxidantes y estimular el sistema inmune. Incluir frutas y jugos cítricos en la dieta, puede prevenir enfermedades graves y reducir la hinchazón alrededor del nervio ciático.

Una postura adecuada, un peso saludable y un entorno de trabajo ergonómico, así como un estilo de vida activo, juegan un papel importante en la recuperación y prevención del dolor ciático. Aprender técnicas de relajación y meditación también puede ayudar a controlar y reducir el impacto psicológico del dolor crónico. En concreto, la curación de la enfermedad debe ser un proceso activo y no esperar que la medicación o las plantas medicinales hagan el milagro de la curación sin nuestra ayuda.

Un cojín de masaje, incluso de fabricación casera, un aparato de masaje, las compresas calientes, las cremas de mentol o rubefacientes, los aceites esenciales relajantes y las sales de baño con gaulteria (axocopaque), también ayudarán. La trilogía calor, hielo y masaje siempre funciona y solamente hay que elegir aquél remedio que vaya bien para cada caso.

Hielo: Si se tiene dolor ciático agudo después de una lesión, se debe aplicar hielo en la zona lumbar durante 10 minutos cada dos horas. Esto controla la inflamación y proporciona alivio temporal del dolor en los primeros días después de la lesión.

Calor: Después de la lesión inicial, o si hay dolor de larga duración, aplicar calor en la espalda baja puede estimular la circulación y la reparación de los tejidos, calmar los músculos que rodean y reducir el dolor. Un baño o una ducha caliente también puede ayudar a relajar los músculos y calmar los nervios.

El mentol y la capsaicina (extraída del chile) que se emplean en los masajes deportivos, proporcionan alivio a corto plazo.

La quiropráctica y la manipulación vertebral pueden proporcionar algún alivio a corto plazo, pero sólo se debe realizar en pacientes con ciática por profesionales calificados y con experiencia.

### Fisioterapia

Una vez que el dolor agudo mejora, se puede diseñar un programa de rehabilitación para ayudar a prevenir las lesiones recurrentes. Esto normalmente incluye ejercicios para ayudar a corregir la postura, fortalecer los músculos que sostienen la espalda y mejorar la flexibilidad.

### Inyecciones de esteroides

En algunos casos, el médico puede recomendar la inyección de un medicamento corticosteroide en la zona de la raíz nerviosa afectada que ayudan a reducir el dolor al suprimir la inflamación alrededor del nervio irritado. Los efectos generalmente desaparecen en unos pocos meses y el número de inyecciones de esteroides que se puede recibir es limitada, porque el riesgo de efectos secundarios graves aumenta cuando las inyecciones se producen con demasiada frecuencia.

### Cirugía

Esta opción se suele reservar para los momentos en que el nervio comprimido provoca incontinencia, significativa debilidad, o cuando se tiene un dolor que empeora progresivamente o no mejora con otros tratamientos. Los cirujanos pueden extirpar el espolón óseo o la parte de la hernia de disco que está presionando el nervio pellizcado.

# TRATAMIENTO NATURAL

**Nutrientes:**

**COL (Berza)**

**Brassica oleracea**

**Cultivo:**

Se trata de una planta que el primer año solamente da hojas y las flores aparecen en el segundo. Crece en tierras húmedas, ligeramente fértiles, ricas en azufre y calcio. Hay que sembrarlas espaciadas y así resistirán bien los fríos. El suelo debe prepararse pasando el arado quince días antes y se incorporan ya los abonos elegidos. Si el clima es húmedo no necesita riegos.

Si empleamos semilleros el trasplante hay que realizarlo en lugares de por lo menos 60 por 40 cm

Se recolecta en otoño e invierno y se almacena en sitio frío y seco.

**Composición:**

Contiene vitaminas A, B, C y U, así como hierro y azufre. También calcio, magnesio, fósforo, potasio, hierro, zinc y yodo.

**Propiedades:**

Es el mejor remedio contra la úlcera gastroduodenal, sea guisada o en forma de zumo. También ayuda a curar las enfermedades reumáticas y las hepatopatías. Es difícil de digerir y por ello es posible que se pierdan sus propiedades nutritivas en la cocción, por lo que se recomienda no tirar el caldo. También son adecuadas en las enfermedades crónicas de las vías respiratorias, la afonía y para desinfectar el aparato intestinal, incluso de parásitos.

Las hojas se pueden emplear directamente como una cataplasma para aliviar dolores reumáticos, lumbalgias, ciáticas y neuralgias. También se pueden emplear estas cataplasmas en las bronquitis, la congestión hepática, las cistitis, las dismenorreas y la prostatitis, así como para madurar forúnculos y curar úlceras varicosas.

Antiguamente se empleaba el jugo para aliviar los ojos ulcerados, evitar el malestar por un exceso de comida, y para corregir el efecto del alcohol.

Por su contenido en ácido láctico desinfecta el colon, aunque en este caso es mejor emplear la col fermentada. También mejora los dolores de cabeza, previene del cáncer y externamente se puede aplicar en psoriasis, úlceras, chichones, forúnculos, heridas y eczemas.

**Otros usos:**

El jugo crudo se toma para el asma, la cistitis, bronquitis, neuralgias, contra la tos y en gargarismos para irritaciones de garganta.

**Receta básica:**

Para evitar el fuerte olor cuando la cocinamos se recomienda poner un trozo de miga grande en el momento de cocinarla. Muy importante: no la cueza nunca demasiado; la estropeará.

La podemos preparar hervida, a la vinagreta, con mayonesa, en sopa y estofada, aunque lo más saludable es simplemente hervida y con algo de mantequilla. La col fermentada es una forma muy saludable de ingerirla y en el comercio existen muchas marcas que la traen ya elaborada y lista para comer.

Antes de cocerla se le quitará el tronco y las hojas estropeadas, cortándola luego en cuatro trozos grandes. Se lavará y se dejará durante 30 minutos en un recipiente con agua, sal y vinagre. Si deseamos hacer rollitos es conveniente prepararla el día antes y después cocerla lentamente. Como en otros alimentos es mejor comerla al día siguiente de cocinarla.

Como guarnición se puede emplear arroz cocido, pimientos rojos, aceitunas verdes o negras y anchoas.

La Lombarda es un tipo de col roja que se come casi exclusivamente en ensalada y si añadimos zumo de limón evitaremos que pierda el color característico. Si nos parece algo dura la podemos hervir durante dos minutos y luego enfriarla totalmente. Lo mejor es prepararla una hora antes de servirla en un adobo a base de sal, pimienta, crema de leche, zumo de limón y yema de huevo.

Ambas, hay que comerlas bien frescas.

## VITAMINA B-1

### Aneurina, Tiamina

Funciones orgánicas

Es un factor importante en el metabolismo de los hidratos de carbono y su carencia provoca aumento de piruvatos y lactatos en la sangre, aunque no es seguro que su deficiencia provoque trastornos en la producción de acetilcolina.

Regula las cifras de glucemia favoreciendo el depósito de glucógeno en el hígado y controla el metabolismo del ácido láctico en sangre.

Interviene en el ciclo de Kreps.

Es un moderador de la actividad de las glándulas endocrinas, especialmente del tiroides y el páncreas.

Interviene en la transmisión de los impulsos nerviosos.

Regula el peristaltismo intestinal.

Su coenzima hace que la glucosa pueda degradarse en gas carbónico y agua y proporcionar energía.

Mantiene las funciones intelectuales en buen estado, especialmente la capacidad retentiva, quizás por su acción sobre la acetilcolina.

Enfermedades carenciales:

*Beriberi*

En un principio la carencia severa de vitamina B-1 estaba centrada en aquellas personas que comían una dieta casi exclusiva de arroz descascarillado, el cual poseía en esa envoltura dura una gran cantidad de vitamina. Ello no es suficiente para desencadenar la enfermedad, salvo que vaya acompañado de una alimentación monótona y abundancia de sol, factores éstos que se dieron con frecuencia en los países orientales. La solución que se adoptó fue la de hervir los granos de arroz con su cáscara, consiguiendo así que los nutrientes pasasen al interior del grano.

Del beri-beri se conocen tres tipos: el seco, el húmedo y el cerebral. La patología del seco se centra en flaccidez de muñecas, pies y piernas; el húmedo en la formación de grandes edemas en las extremidades inferiores, mientras que el cerebral se caracteriza por las fuertes alteraciones neurológicas.

Los comienzos sintomáticos en el niño son graves y se perciben por anorexia, distensión abdominal, debilidad, dolores cólicos acompañados por vómitos, estreñimiento y disminución de orina. Esto provoca de inmediato un edema generalizado con aumento de peso, lo que puede hacer creer que el niño está sano. Después aparece taquicardia, aumento de la frecuencia respiratoria, disnea, aumento del tamaño del corazón y síntomas de fallecimiento cardíaco.

En el adulto los síntomas no son muy diferentes y hay también anorexia, vómitos y dificultad en la absorción de los alimentos, lo que conlleva a un deterioro rápido en la salud del enfermo. Después aparece fatiga intensa, pérdida de peso, dolores en los nervios periféricos, taquicardia, palpitaciones y disnea.

En ambos es normal encontrar edema, debilidad intermitente de los músculos de la pantorrilla, piel anestesiada en los lugares del edema con acorchamiento, agotamiento muscular que llega a impedir ponerse en pie, adormecimiento de manos y pies, parálisis local, aumento del tamaño del corazón y fallo circulatorio.

Estudios más profundos sobre la carencia seria de vitamina B-1 nos hablan de una degeneración de la vaina medular a todos los niveles, lesiones de poliencefalitis hemorrágica cerebral, corazón dilatado y aumentado, fibras musculares hinchadas, fragmentadas y vascularizadas, derrames serosos a causa del edema e insuficiencia cardiaca congestiva.

En el beri-beri seco las alteraciones neurológicas son bilaterales y simétricas, afectando primordialmente a las extremidades inferiores y suelen estar precedidas de hormigueo en los dedos, calambres en las pantorrillas y dolor de piernas, lo que impide al enfermo ponerse en pie a partir de una posición en cuclillas. La atrofia se declara con rapidez y puede llegar a abarcar hasta los brazos. El análisis del reflejo rotuliano es una prueba diagnóstica de gran valor para medir la gravedad de la enfermedad.

En el beri-beri húmedo hay principalmente una insuficiencia cardíaca, taquicardia, mucho sudor y piel caliente. Después se declara edema pulmonar y periférico, así como vasoconstricción con extremidades frías y cianóticas.

El beri-beri cerebral suele darse en las deficiencias crónicas y se declara confusión mental, afonía y dificultad en la coordinación muscular, llegando a producirse amnesias a causa de la disminución del riego cerebral. También hay problemas oculares y en los casos graves coma y muerte.

Todas estas patologías son especialmente graves en el anciano, ya que no suelen ser detectadas a tiempo y no se sospecha que estén producidas por una enfermedad carencial tan conocida.

La dosis terapéutica en los casos leves debe ser de 10-20 mg/día en dosis fraccionadas, preferiblemente por vía oral. En los casos más graves se puede aumentar hasta 50 mg/día hasta que el olor de la orina nos demuestre que ya hay saturación. No obstante, las dosis inyectadas no están exentas de peligro ya que se conocen casos de choque anafiláctico incluso a pequeñas dosis. Hay especialistas que insisten en que el problema está en administrar la vitamina B-1 de manera aislada, ya que en unión al resto del complejo B no se dan estos problemas. En cualquier caso, junto al resto de las vitaminas B hay que administrar magnesio y evitar la toma simultánea de glucosa la cual aumentaría las necesidades de tiamina.

**Aplicaciones ortomoleculares**

*Neuralgias*: en especial las del trigémino, aunque siempre por vía oral ya que las formas inyectadas pueden irritar el nervio ciático.

*Afeccionesgastroentéricas*: con mayor razón cuando existan hemorragias y diarreas repetidas. También en presencia de vómitos, hipercloridia y gases.

*Alimentacióninadecuada*: exceso de hidratos de carbono refinados, harinas o dulces.

*Cirrosishepática:* y sus consecuencias, tales como anorexia, dispepsias, etc.

*Afecciones cardiovasculares*: taquicardia, palpitaciones, disnea, adormecimientos, pinchazos.

*Deliriumstremens*: cualquiera que sea la causa que la produjo, especialmente si hay alcoholismo crónico.

*Infecciones*: asociada a los tratamientos habituales.

*Diabetes*: como coadyuvante en los comas hipoglucémicos y para mejorar el metabolismo de la glucosa.

*Anorexia*: cualquiera que sea la causa que la produjo, tales como atonía gástrica, pérdida de fuerza, depresión nerviosa, insuficiencia circulatoria, insuficiencia suprarrenal o fiebre.

*Infartodemiocardio*: como estimulante de la circulación coronaria. En las cardiopatías de los hipertensos y embarazadas.

Otras aplicaciones:

Acrodinia infantil, una sensibilidad extrema de pies y manos.

En el íleo (parálisis intestinal) postoperatorio, con el fin de estimular la motilidad intestinal anulada por la anestesia.

En el estreñimiento atónico.

En las parálisis pos-infecciosas.

En todos los casos de intoxicación etílica, medicamentosa o profesional.

En los deportistas para disminuir los tiempos de recuperación, la fatiga muscular y las agujetas, especialmente si toman suplementos de glucosa.

En los diabéticos, hipotensos y arterioscleróticos.

En todos los casos de reumatismo, neuralgias y neuritis.

Durante el tratamiento con antibióticos.

En la insuficiencia de desarrollo infantil.

En las amenorreas primarias o premenopáusicas.

En las neurosis y depresiones, especialmente veraniegas.

En la gota y el bocio endémico.

Durante la lactancia.

En casos de insomnio rebelde.

Advertencia: Dosis altas y prolongadas en niños provocan débil resistencia a la poliomielitis.

## LITIO

Es uno de los oligoelementos que se consideran no esenciales para la nutrición, aunque tiene propiedades terapéuticas muy interesantes. Descubierto en 1863 en algunos vegetales, se pensó que constituía una rareza sin importancia hasta que análisis posteriores fueron capaces de detectarlo en más de 1.400 especies. También se detectó su presencia en el agua de manantial y en ciertas rocas marinas, encontrándose finalmente en los tejidos animales y humanos, principalmente en el cerebro, la médula espinal, las glándulas suprarrenales y el hígado.

**Funciones orgánicas**

- Actúa en la hidratación celular permitiendo que el sodio salga de la célula sin afectar al potasio.
- Es decisivo en la función de los neurotransmisores.
- Mantiene la membrana celular en buen estado.
- Regula las tasas de catecolamina de la acetilcolina, del ácido glutámico y el ácido gamma aminobutírico (GABA).
- Colabora en la síntesis del ATP (Adenosíntrifosfato).
- Facilita la eliminación renal de la urea.
- Controla la excitación nerviosa del corazón.


**Procedencia natural**

Lo encontramos con facilidad en:

Agua de manantial.

La dolomita.

En el riñón, cerebro e hígado de mamíferos.

En los germinados de soja y alfalfa.

Las leguminosas y cereales integrales.

Los tomates, pimientos, patatas y nabos.

El romero, tomillo, berros y achicoria.

**Aplicaciones terapéuticas**

Las primeras aplicaciones con el litio fueron como consecuencia de encontrar una gran eliminación de sodio y fuertes retenciones de litio en los pacientes afectados por depresiones maniacas depresivas. El problema es que la dosis terapéutica recomendada, entre 600 a 1,500 mg/día, suele ser tóxica a largo plazo, especialmente si hay algún tipo de retención renal. El tratamiento natural, el cual emplea comprimidos de levadura con litio que contienen 0,8 mg o el catalítico a la 4CH, lo hace prácticamente atóxico, aunque conserva la mayoría de sus propiedades curativas.

Se aplica en el síndrome de mala absorción, desórdenes maníaco-depresivos, como protección contra la arterioesclerosis, envejecimiento, reducción de la fertilidad, hiperansiedad, hiperemotividad, tendencias depresivas reincidentes, disminución de las capacidades intelectuales, insomnio de origen ansioso, irritabilidad, agresividad, urticaria, migraña, diabetes, hiperuricemia, leucopenia.

Se puede emplear también en:

Manías depresivas.

Cambios de humor bipolares.

Alcoholismo crónico.

Depresión agitada.

Ideas de suicidio.

Debilidad física.

Melancolía

Tratamiento complementario con psicofármacos.

Tratamiento de las alteraciones emocionales producidas por corticoides.

Psicosis.

Trastornos del humor con irritabilidad, ansiedad, agitación y angustia.

Hipocondría.

Disminución de la creatividad y de las facultades mentales.

Fobias.

Como complemento de la terapia con fármacos en la epilepsia, parálisis periódica y parkinsonismo.

Alteraciones del sueño.

Dolores de cabeza por tensión nerviosa.

Hipertiroidismo.

Agresividad.

**Consideraciones importantes en el tratamiento con litio**

Aunque con el empleo de las sales de litio naturales anteriormente citadas no se dan casos de intoxicación, se mencionan a continuación las recomendaciones que existen para la aplicación del litio en la clínica médica habitual.

El litio administrado como sal carbonada se absorbe muy rápidamente y alcanza la máxima concentración en apenas una hora, sin sufrir ninguna modificación metabólica, llegando a excretarse hasta el 95% por vía renal. No obstante, esta eliminación puede quedar interrumpida si se administran diuréticos y aumenta la excreción de sodio. La eliminación total se realiza en 24 horas, aunque se prolonga sensiblemente con la edad y las enfermedades renales. La estabilización de la enfermedad emocional se puede lograr después de un tratamiento de seis días, lo que excluye ya la tendencia al suicidio como enfermedad a tratar, salvo que simultáneamente se impongan otras terapias de acción rápida.

Para evitar efectos secundarios hay que dar la dosis repartida tres o cuatro veces al día, en presencia de alimentos para una absorción lenta, aunque llegada la mejoría puede bastar una dosis única por las noches.

El litio es un antidepresivo que no provoca sedación ni alteraciones cognoscitivas, por lo que pueden conducirse vehículos o realizar las actividades normales durante su tratamiento.

Las mujeres embarazadas, por supuesto, no deben tomar suplementos de litio y sería conveniente incluso que aquellas que deseen tener hijos suspendieran el tratamiento con litio unos meses antes, ya que puede haber riesgo de anomalías cardiovasculares durante el primer trimestre. Si ello no es posible por la gravedad de la enfermedad o porque el riesgo es mayor con otras terapias, se suspenderá de cualquier manera las dosis de litio 2 semanas antes del parto y no se tomará durante la lactancia, ya que es posible que pase a la leche.

**Efectos secundarios**

Los más frecuentes consisten en náuseas, diarreas, exceso de orina con dolor y quizá aumento de peso, aunque son transitorios y se pueden evitar simplemente ajustando la dosis.

Los casos leves incluyen leucocitosis, aumento del acné, hipotiroidismo, psoriasis y diabetes insípida por alteración renal. También pueden darse temblores suaves e irritación gástrica.

Los casos de intoxicación más graves incluyen temblores, aumento de los reflejos tendinosos, dolores de cabeza, vómitos y confusión mental. Después pueden darse estupor, convulsiones, arritmias y trastornos cardíacos con anemia aplástica.

## MAGNESIO

Es el cuarto catión más abundante en el organismo, siendo su contenido corporal de 2.000 mEq en un varón de 70 kilos, encontrándose casi la mitad en el hueso, no siendo fácilmente intercambiable con el que se encuentra en el líquido encefalorraquídeo que contiene apenas un 1% del total. El resto, ese 49%, se encuentra distribuido intracelularmente.

La concentración idónea del magnesio corporal se mantiene gracias a la ingesta alimentaria y al control renal e intestinal que se realiza, en parte controlado por la hormona PTH, la cual como sabemos también regula la cantidad de calcio. En caso de poca ingesta la eliminación fecal e intestinal prácticamente es nula, aunque esta facultad de regularlo se altera si la dieta es muy alta en fósforo y calcio.

El 30% del magnesio orgánico se encuentra ligado a proteínas, dependiendo esta unión del pH.

En la naturaleza se encuentra normalmente como carbonato de magnesio, siendo uno de los minerales más abundantes de la corteza terrestre ya sea como la forma anteriormente dicha o como magnesita, dolomita, carnalita o epsomita.

**Funciones corporales**

- Activa una gran variedad de enzimas, entre ellas la fosfatasa alcalina y el trifosfato de adenosina.
- Estabiliza la estructura macromolecular del ADN y del ARN.
- Es necesario para la actividad del pirofosfato de tiamina, la forma activa de la vitamina B-1.
- Interviene en el metabolismo del calcio y el fósforo.
- Tiene un papel esencial en la contracción muscular.
- Es cofactor en el metabolismo de la vitamina B-2.
- Favorece el crecimiento estatural de los niños.
- Tiene funciones similares al calcio, aunque son antagonistas si se encuentran en cantidades excesivas.
- Evita la formación de cálculos de oxalato cálcico en los riñones.
- Regula la temperatura corporal.
- Es cofactor en la producción de diversas hormonas.
- Su presencia es esencial en la transmisión de los impulsos nerviosos.

- Facilita la relajación muscular.
- Mantiene los huesos, articulaciones, cartílagos y dientes en buen estado.
- Regula el azúcar y el colesterol presentes en la sangre.
- Mantiene las contracciones cardiacas y regula su excitabilidad.

**Causas de su carencia**

- Alimentos procesados y congelados.
- Consumo de cereales refinados y blanqueados.
- Utilización de azúcar y sal refinadas.
- Consumo cotidiano de salvado y otros estimulantes del peristaltismo intestinal.
- Elevado consumo de suplementos de fósforo, calcio y vitamina D, sin que contengan también magnesio.
- Diarreas crónicas, colon irritable, enfermedad celíaca o toma de laxantes, aunque sean naturales.
- Administración hospitalaria de sueros gluco-salinos.
- Dietas por obesidad.
- Tratamiento con fármacos como la insulina, corticoides, píldoras anticonceptivas, mezclas de aminoácidos, diuréticos, antineoplásicos, antibióticos, digoxina o derivados del digital, aldosterona o tiroxina.
- Alcoholismo.
- Necesidades aumentadas por enfermedades como el cáncer, cirugía, shock, astenia aguda, sudoración abundante, insuficiencia paratiroidea, cirrosis hepática, insuficiencia cardiaca, nefrosis, enteritis, alergias y estrés.
- Lactancia.
- Malnutrición proteico-calórica.

**Fuentes naturales**

Aunque está tan extendido en la naturaleza que se piensa que es difícil su carencia, lo cierto es que dada su poca absorción y gran eliminación, junto con la pobreza que tienen los alimentos en magnesio a causa del procesado industrial, se hace necesario buscar alimentos que nos proporcionen cantidad suficiente para cubrir nuestras demandas estipuladas en 350 mg/día en adultos y 100 mg/día en niños.

Lo podemos encontrar en:

Germen de trigo: 310 mg/100 gr.

Almendras: 270

Nueces: 225

Semillas de soja: 200

Salvado: 490

Pan integral: 80

Hortalizas de hoja: 100

Albaricoques: 62

Cacahuetes: 175

Semillas de sésamo: 175

También en el chocolate, el cacao, castañas, cereales, cerezas, dátiles, espinacas, frambuesa, leche, lechuga, peras, plátanos, puerro, queso y trigo.

## Síntomas de deficiencia

Los síntomas no suelen ser aislados y se encuentran asociados a otras carencias nutritivas. Los síntomas centrados en el sistema nervioso se parecen a los que se dan cuando hay intoxicación por *curare* y consisten en irritabilidad muscular y nerviosa. También se dan anorexia, náuseas, vómitos, letargo, debilidad, alteraciones de la personalidad, temblores y signos neurológicos similares a la hipocalcemia e hipokalemia (potasio).

El electromiograma registra alteraciones miopáticas (musculares) y si se trata de niños puede haber convulsiones muy generalizadas.

Otros autores refieren:

Insomnio.

Debilidad y astenia.

Dolores articulares.

Contracciones musculares dolorosas.

Espasmos en músculos pequeños, como los párpados.

Muecas, calambres y tic nerviosos.

Dificultad en mantener los pies quietos.

Síndrome de raíz cervical.

Estreñimiento.

Falta de coordinación muscular y poca destreza para el ejercicio.

Entumecimiento de las extremidades.

Episodios epilépticos.

Mala memoria.

Taquicardias.

Dificultad para tragar, con vómitos frecuentes por espasmo del esófago.

Dismenorreas.

Alteraciones de la personalidad como esquizofrenia, depresiones suicidas y ansiedad.

Miedo al futuro.

Ataxias.

Verrugas, papilomas, acné, eczemas y psoriasis.

Reumatismo.

**Exceso de magnesio**

Aunque poco frecuente dada su gran eliminación, pueden darse casos en personas que toman medicamentos para combatir la acidez gástrica durante años o que utilizan suplementos dietéticos para mejorar su artrosis. También pueden darse casos de sobredosis en pacientes con insuficiencia renal.

La sobredosis produce alteración generaliza de la transmisión neuromuscular como consecuencia de la inhibición de la acetilcolina. Los reflejos tendinosos están disminuidos, hay hipotensión arterial, depresión respiratoria y diarreas. De no interrumpirse el tratamiento puede producirse parada cardiaca.

El tratamiento de urgencia consiste en administrar gluconato cálcico para contrarrestar todas las alteraciones, incluida la depresión respiratoria.

**Aplicaciones no carenciales**

Aunque el carbonato y el cloruro de magnesio son las formas dietéticas más habituales, es mejor ingerirlo como dolomita, aspartato de magnesio o quelato de magnesio, ya que a su gran absorción hay que añadir su poco efecto como laxante o irritativo gástrico.

Lo podemos emplear para:

Neuralgias.

Espasmos nerviosos.

Cefaleas.

Cólicos intestinales.

Calambres estomacales.

Tos convulsiva.

Dismenorreas.

Arteriosclerosis.

Arteritis obliterante.

Flebitis después del parto.

Trombosis.

Colitis amebiana.

Dispepsias y aerofagia.

Litiasis biliar.

Adenoma de próstata.

Cistitis de repetición.

Frigidez sexual.

Gota.

Fragilidad del cabello.

Dientes frágiles.

Otitis infecciosa.

Piorrea alveolar.

Catarros, asma, enfisema.

Opacidad del cristalino.

Preventivo del cáncer.

Psoriasis y vitíligo.

**En resumen**

En la preeclampsia, el alcoholismo, la depresión, el estrés, el nerviosismo, en los trastornos del ritmo cardíaco, en los trastornos prostáticos, en las enfermedades autoinmunes y en el cáncer. Algunos casos de angina de pecho se han beneficiado con el uso prolongado. También es de utilidad, aunque no existan carencias manifiestas, en el exceso de colesterol, depresión, cálculos renales, hiperplasia prostática, acidez estomacal, colitis, sobrepeso, mala nutrición proteica, protección contra enfermedades cardíacas (arritmias y preventivo luego de un infarto). Artritis, artrosis y osteoporosis, síndrome de fatiga crónica, enfermedades autoinmunes y cáncer. PMS (Síndrome premenstrual), todo tipo de cólicos, parodontitis compleja, enfisema, afecciones hepatobiliares, hipertensión, astenia, neuritis, retrasos del crecimiento. Distoníasneuro-vegetativas, colitis crónica, dermatosis. Actúa en la irritabilidad, cansancio, calambres, palpitaciones, preserva la tonicidad de la piel, disminuye el deseo de azúcar y evita la deshidratación.

## Hierbas:

Internamente se tomará Harpagofito en dosis altas cada tres horas, reforzado cada ocho horas con muérdago

**HARPAGOFITO (Garra del diablo)**

**Harpagophytum procumbens**

**Botánica:**

Pertenece a las Pedaliáceas. Se trata de un fruto ramoso y leñoso equipado con barbas que parecen una garra. Crece en terrenos arenosos y arcillosos, junto a los caminos. Los brotes salen de la raíz primaria y yacen sobre el suelo. Se cultiva industrialmente en países africanos en terrenos muy profundos de suelo arenoso y arcilloso, generalmente cerca de los caminos que bordean lugares húmedos. Los brotes salen de una raíz tuberosa primaria de hasta 150 cm. de largo que se arrastra por el suelo. Sus hojas son pecioladas, erectas y lobuladas, mientras que de las axilas crecen flores de un color púrpura intenso similares a las del Digital. A lo largo de los bordes de las raíces existen unas protuberancias que se enganchan a las patas de los animales y gracias a ello se diseminan sin problemas.

En las raíces secundarias es donde se encuentran la mayor cantidad de principios medicinales activos, pero se hayan al menos a 60 cm. de profundidad y en ocasiones pueden llegar al metro.

**Recolección:**

Se recolectan las yemas y las raíces superficiales.

**Partes utilizadas:**

Yemas y raíces

**Composición:**

Procúmbico, harpagoquinona, harpagósido, harpágido, flavonoides, esteroles, estaquiosa y ácidos triterpénicos.

**Usos medicinales:**

Antiinflamatorio. Es el remedio natural más empleado en las afecciones reumáticas, superando en la mayoría de los casos a los compuestos químicos. Su ausencia de efectos secundarios y el hecho de que la curación llegue por la regeneración y no por el efecto analgésico, le hacen ser un antirreumático de primer orden. Tiene efectos analgésicos moderados y es eficaz en artrosis, artritis reumatoide y gota. No solamente se tolera bien a nivel gástrico sino que ejerce un efecto favorable en las afecciones gastrointestinales.

**Otros usos:**

Mejora las neuralgias, la prostatitis, el adenoma de próstata y el exceso de colesterol. También en litiasis renal.

**Toxicidad:**

Aunque no tiene toxicidad no administrar en el embarazo.


## GLUCOSAMINA

La glucosamina (sulfato de glucosamina) es uno de los tres principales componentes estructurales que se encuentran en los productos más populares que ofrecen respaldo a las articulaciones y es el suplemento ideal para la salud de las articulaciones y los cartílagos. Funciona como lubricante a fin de aportar soporte nutricional a articulaciones sanas para tener mayor comodidad de movimiento, sirviendo igualmente para ayudar a la movilidad y la flexibilidad, al mejorar la amplitud de movimiento.

Es un componente estructural clave en los cartílagos, que nutre y revitaliza los componentes celulares en el interior de las articulaciones. Se extrae del caparazón de los camarones, la langosta y el cangrejo, como también de fuentes no animales.

Un estudio clínico demostró que las personas que tomaron sulfato de glucosamina después de dos semanas mejoraron significativamente la salud general de las articulaciones. Además, tuvieron calificaciones más altas en la escala de salud y en una escala libre de movilidad. La glucosamina demostró ser efectiva para la salud general de las articulaciones.

Otro estudio de tres años sobre los efectos del sulfato de glucosamina (212 sujetos que tomaron 1.500 mg por día) demostró que el sulfato de glucosamina mantuvo los cartílagos de las rodillas saludables. Además, la glucosamina mejoró significativamente la salud de las articulaciones y la amplitud de movilidad comparada con el placebo.

Beneficios:

Ideal para la salud de las articulaciones y los cartílagos

Nutre y revitaliza los componentes celulares del interior de las articulaciones

Funciona como lubricante para mejorar la salud de las articulaciones

Contribuye a la movilidad y la flexibilidad al estimular mayor amplitud de movimientos

# Homeopatía:

## ÁRNICA

### *Arnica montana*

### Patogenesia

Fiebre con astenia acompañada de agujetas y dolores musculares, así como moratones y púrpuras. La acción se extiende al tejido conectivo, vasos sanguíneos, corazón, estómago, piel e intestinos.

### Características de la enfermedad

El cuerpo entero está dolorido y se agrava al menor contacto y especialmente con las sacudidas, siendo habitual el que no se soporte la cama por parecer demasiado dura.

Debilidad intensa que llega hasta la postración.

Todo el cuerpo está dolorido como si estuviera cubierto de contusiones. Sensación de magulladura local y de quebrantamiento general después de un shock, traumatismo o de una fatiga intensa.

Vértigo crónico, sobre todo al caminar. La cara y la cabeza están calientes, la nariz y el resto del cuerpo frío.

Cefalea como si los tegumentos estuvieran contraídos agravándose a la derecha y por el movimiento.

Olor pútrido del aliento; sabor y eructaciones como a huevos podridos, principalmente por la mañana.

Tos seca, espasmódica, durante el sueño; el niño grita, llora o se lamenta antes de toser.

Fatiga cardiaca, palpitaciones que sobrevienen después de un movimiento y desaparecen por el reposo.

Reglas adelantadas, abundantes, con sangre roja brillante con coágulos. Durante las reglas la cabeza está caliente y las extremidades frías. Durante el intervalo de las reglas hay pérdida de sangre con sensibilidad dolorosa en la región pélvica.

Sensación de magulladura en la región uterina que le evita sostenerse derecho al caminar.

**Empeora**: Se agrava con cualquier movimiento o vibración y el enfermo no soporta que se le toque o manifiesta un intenso miedo al médico y sus manipulaciones. Con el reposo y por el vino.

**Mejoría**: Estando acostado con la cabeza baja.

**Tratamiento**

Es eficaz en cualquier clase de traumatismo, en los postoperatorios, después del parto, en la fatiga del deportista y después de cualquier trabajo intenso. Mejora la congestión sanguínea de la cara y la nariz, especialmente si el cuerpo permanece frío, cuando se tienen escalofríos y deseos intensos de beber, así como en las afonías de los cantores después de un gran esfuerzo con la voz. En estos casos es normal encontrarse con un sujeto a quien le huele el aliento y sus heces son fétidas. También lo utilizaremos en la trombosis, las parálisis, los espasmos arteriales, la arteriosclerosis, el infarto de miocardio y la tosferina. Igualmente en la ciática, varices, apoplejía, hemorragias de la retina y los abscesos purulentos.

En los traumatismos antiguos bastará con una dosis semanal a la 30 CH, mientras que en los casos agudos emplearemos la 4 CH. No obstante, árnica funciona bien a cualquier dilución, incluso como tintura madre.

## Otras aplicaciones

Shock o trauma psíquico, con el rostro caliente y los miembros fríos. En hemorragias nasales y de retina, después de intervenciones dentales o quirúrgicas, en el sarampión, dolor de espalda y posparto. Embarazo. Anuria. Apoplejía. Conmoción cerebral. Cansancio. Epistaxis. Fracturas. Forúnculos. Hemoptisis. Hemorragias. Laringitis. Púrpura. Ciática.

**Sinergias**: Rhustoxicodendrom (cansancio, agitación). Bellis perennis (traumatismo pélvico). China officinalis, Ipeca (hemorragias), Lachesis, Sulphuricum acidum (equimosis).

**Complementario frecuente**: Natrium sulphuricum

## ACÓNITO

*AconitumNapellus*

**Patogenesia**

Hipertensión arterial con taquicardia, pulso lleno y duro, neuralgias del trigémino, inflamaciones generalizadas y sensación de angustia con miedo a morir. Actúa sobre el sistema nervioso central, los nervios periféricos y el corazón.

Aconitum se desarrolla siempre sobre un sujeto *sulphur* y Bryonia es frecuentemente su complementario.

**Características de la enfermedad**

Se suele dar en personas fuertes, muy activas, las cuales presentan los síntomas después de un cambio repentino climático, especialmente a causa de una insolación, aunque también por una exposición al frío seco o al viento helado.

Los dolores son intensos, con angustia y suele haber sed intensa de líquidos fríos. La enfermedad es muy fuerte y el enfermo está inquieto y tiene temor de morir. La piel está roja, sin sudor, hay escalofríos y fiebre alta de rápida aparición.

Hay palpitaciones con dolores agudos en la región del corazón, ansiedad, pulso lleno, duro y rápido (el enfermo tiene que descansar extendido con la cabeza alta).

Orina escasa, oscura, quemante. Siempre se presenta ansiedad al principio de la micción. Ardores al orinar. Suspensión de las reglas después de una tempestad o de un resfrío. Dolores reumáticos agudos con entorpecimiento y hormigueos, cabeza y manos calientes, pies fríos.

*En los estados febriles*

Fiebre, escalofrío que se agravan al menor movimiento. Calor seco, sed de grandes cantidades de agua fría. Cara roja que se pone pálida si el enfermo intenta levantarse. Agitación intensa con miedo a la muerte. Pulso acelerado y duro que cesa cuando aparece la transpiración.

El enfermo se mueve de un lado a otro gimiendo, se declara perdido y él mismo predice el día y la hora de su muerte. La piel está seca, ardorosa; la cara roja cuando está acostado y adquieren una palidez mortal cuando va a levantarse.

Los dolores son agudos e intolerables, más marcados por la noche, con entorpecimientos y hormigueos como de insectos corriendo sobre la piel. Generalmente provocados por un golpe de aire frío. Cabeza ardorosa, pesada, con abatimiento y vértigos al levantarse. Neuralgia facial con dolores agudos, agotadores, hormigueos y entorpecimiento.

**Agravación**: Por la tarde, hacia la media noche, después de exponerse a un viento frío y seco, estando acostado sobre el lado doloroso y en una habitación caliente.

**Mejoría**: Al aire libre, por el reposo y después de una transpiración.

### Aplicaciones

En todas las sintomatologías febriles, en la amenorrea que se declara después de un enfriamiento, en las neuralgias por frío, y en la hipertensión arterial que hace pensar al enfermo que padece un infarto. Es uno de los mejores remedios como antiinflamatorio, analgésico y detumescente.

También lo emplearemos a la 3CH en: ciática, gota, síntomas reumáticos, tos espasmódica, neuralgias del trigémino, asma, amigdalitis y laringitis, así como en las secuelas de hemiplejia.

Aortitis. Blenorragia. Bronquitis. Bronconeumonía. Cefalea. Congestión pulmonar. Coriza. Endocarditis. Epididimitis. Fiebre amarilla. Gripe. Hemoptisis. Hemorragias. Laringitis. Mastitis. Melancolía. Neumonía. Neuralgias. Otitis. Palpitaciones. Parálisis. Peritonitis. Pleuresía. Sarampión. Taquicardia.

## Otras aplicaciones

Pesadez en la frente, fiebre después de un susto, estornudos y abundancia de mucosidad nasal, dificultad al tragar, garganta seca y ardiendo, tos dolorosa que mejora al acostarse de lado y en ocasiones expectoración con sangre, hipersensibilidad al ruido e incluso dolor de oídos intenso, dolores al orinar.

## En resumen

Afecciones que cursan a causa del miedo. Dolores intensos que aparecen bruscamente. Gripes y enfriamientos.


## BELLADONA

*Atropa belladonna*

## Patogenesia

Produce aceleración del pulso, midriasis, sequedad de mucosas, fiebre y picores. Después, delirio con alucinaciones, decaimiento, parálisis, coma y muerte. Actúa sobre el sistema parasimpático, las mucosas, los nervios periféricos, las meninges, los ojos, las vías respiratorias superiores, la piel y las glándulas endocrinas.

## Características de la enfermedad

La aparición es brusca, imprevista, normalmente en infecciones. Hay fiebre alta, sudores, cara roja y congestionada, dolores de cabeza con agitación y hasta convulsiones. También palpitaciones, especialmente en la cabeza, escalofríos, sequedad de mucosas, dificultad para tragar, pupilas dilatadas, dolores cólicos que mejoran al inclinarse hacia atrás.

Aparecen afonía, sequedad de garganta, tos seca, anginas y calores intensos. Empeoran con la luz, el ruido, el aire frío y mejoran con el reposo en cama. La menstruación es abundante y de mal olor.

## Aplicaciones

Es muy eficaz en amigdalitis, faringitis y escarlatina, especialmente si hay fiebre alta, rubor y dolor (5 CH cada hora). En cualquier proceso febril intenso, cuando hay calambres y convulsiones (8 CH). También en la menstruación prolongada e intensa y las inflamaciones uterinas.

## Otras aplicaciones

Dificultades en la deglución. Dolores cólicos que mejoran al inclinar el tronco hacia atrás. Dolor de cabeza pulsátil y especialmente durante las enfermedades con fiebre o después de la exposición al sol. Fotofobia, conjuntivitis sin lagrimeo, dolores del oído derecho que se extienden al rostro. Garganta seca con dolor al tragar y amigdalitis del lado derecho. Espasmos por fiebre, con pesadillas. Enfermedades eruptivas infantiles.

**En resumen**

Cualquier brote de calor o enrojecimiento, sea interno o externo, preferentemente del lado derecho, de aparición brusca e intensa.

## BRYONIA ALBA

*Nueza dioica*

**Patogenesia**

Produce una gran sequedad a nivel general, incluido el aparato digestivo, lo que genera una intensa sed. Los trastornos pueden llegar a afectar al tejido pleural, el peritoneo, el tejido cardiaco y las bolsas sinoviales.

**Características de la enfermedad**

Normalmente se declara en individuos atléticos, agresivos, de tez morena y que toleran mal el calor.

Los síntomas empeoran con el movimiento y hasta con el roce, con dolores agudos, punzantes y que se agudizan con el calor. Hay una gran sed y necesidad imperiosa de beber, mejorando la enfermedad con el reposo, el frío y el sudor. También existe malhumor, cefaleas, tos irritativa seca, gusto amargo, lengua saburral, opresión en el estómago con sensación de tener un objeto duro, dolores costales, meteorismo y sensación de calor en las articulaciones.

## Aplicaciones

Se empleará en cualquier estado patológico que produzca sed intensa, fiebres intermitentes y que se agrave con el movimiento, especialmente en la artritis reumatoide, las cefaleas frontales, las articulaciones doloridas, las punzadas de costado, las pleuritis y pleuresías, así como las afecciones del aparato respiratorio que impliquen tos seca dolorosa y dolores en el esternón.

También es útil en los problemas digestivos que cursan con fiebre, náuseas, vómitos y diarreas, si se agravan con el movimiento y mejoran con el reposo. Igualmente en las afecciones hepáticas, dolores punzantes en el esternón y tórax, inflamaciones pleurales y tos gripal.

En las mujeres es de gran ayuda en las mastitis y los senos dolorosos a la presión.

## Otras aplicaciones

Dolores de cabeza que abarcan desde la frente a la parte posterior y que comienza por la mañana. Suele mejorar al cerrar los ojos y con la quietud, aunque el rostro puede enrojecerse y el cabello estar sensible al tacto. En los ojos llorosos, la tos seca que acaba en vómitos, las punzadas en el pecho y síntomas similares a la gripe.

En el sabor amargo, lengua blanca, vómitos de bilis, abdomen hinchado y aversión a la carne. Dolor abdominal intenso, ardiente, punzante en la pared torácica y el esternón que no soporta la presión y puede alternarse el estreñimiento con la diarrea.

**En resumen**

Enfermedades que mejoran con el reposo, el silencio y al aire libre, y se desarrollan después de un enfriamiento.

### Calcarea fluorica *(Calcium fluoratum, fluoruro de calcio)*

Está presente en la superficie de los huesos, las fibras elásticas de la piel, los músculos y los vasos sanguíneos.

Los síntomas incluyen nariz tapada, mucosidad en los oídos, dolor de espalda que empeora al moverse y que se alivia al continuar, y debilidad general. Se emplea en los trastornos de útero, trompas y ovarios, la caries, las hemorroides dolorosas y los tumores de mama. También en las estrías, piel marchita y varices, las hemorroides punzantes, y cualquier alteración de los tendones y el tejido conectivo.

www.ingramcontent.com/pod-product-compliance
Lightning Source LLC
Chambersburg PA
CBHW060612210326
41520CB00010B/1314